ちょい太でだいじょうぶ

鎌田　實

集英社文庫

本書は二〇〇六年九月、集英社より刊行されました。

ちょい太で　だいじょうぶ

目次

ちょい太で　だいじょうぶ

はじめに

「健康で長生き」にはコツがあるのだ。

外来でさまざまな患者さんに向き合って、生活習慣病と闘ってきた。

薬を少しでも減らしたいと思い、食事や運動の注意にエネルギーを注いできた。

地域に出ていき、健康づくり運動をした。


この地味な繰り返しが実り、ぼくが赴任した三二年前は決して健康的ではなかったこの諏訪の辺りが、日本でも有数の長寿地域になった。

長寿ということは老人が多い。老人が多ければ当然医療費が高くなるはずなのに、日本でもトップクラスの医療費の安い地域となった。

「健康で長生き」はやればできる。

健康で長生きするためのコツを伝えたいと思った。

このごろ、内臓脂肪症候群とかメタボリックシンドロームという言葉をよく聞く。内臓脂肪症候群の取り上げかたはすごい。

今までとは違い新聞の一面トップを飾り、テレビもこぞって番組を組み、雑誌でも斜めから煽《あお》ってくる。

それだけ問題が大きいということだ。国民病だ。

日本国内に、内臓脂肪症候群の有病者は、予備軍と合わせて二七〇〇万人もいる。中高年の男性の二人に一人、女性の五人に一人が当てはまるらしい。恐ろしい数である。

メタボリックシンドロームを克服する方法を伝授したい。

あるとき、ショックなことが起きた。

自分がデブになっていることに気がついた。

コレステロール値が高い。

デブは一日にしてならず。忙しさのなかで生活がくずれだしていた。

がんばらないダイエットを考案し、八kgもの減量に成功した。

ところが体重は減ったのに、他ならぬぼくのウエストが、立派に「メタボリックシンドローム」の基準値にひっかかった。

笑ってはいられない。

周りの人に、「健康」を説いてきた以上、自分も行動を起こさなければならない。

そこでぼくは自分の体で、若々しく、健康で、長生き、に挑戦してみようと思った。


たくさんの文献をあさり、理論固めをした。

三〇冊ほどの健康にかんする一般書を読んで、自分の体で試してみた。

老化の元凶だといわれているフリーラジカルや、理想体重やコレステロールについて、もっと詳しく知りたいと、富山や京都の大学へ研究者を訪ね歩いた。

大病をしたあとも元気で活躍している高齢者にも、会いに行った。

「おお太《ふと》」はいけないけど、「ちょい太《ふと》」でだいじょうぶなことがわかった。

少し太っているほうが、脳卒中も心筋梗塞《しんきんこうそく》もがんも認知症も少なく、長生きしているのだ。

コレステロール値が少しぐらい高くても心配ないことがわかった。

「ちょいコレのすすめ」など、目からウロコのような提案をしようと思う。

いろいろ試行錯誤し、自分を実験台にしながら、「がんばらない」でも続けられる、

「あきらめない」方法を探して、「健康で長生きできる方法」をまとめた。

せっかくやりかけたダイエットを、ギブアップさせたくない。くずれても構わないから、また、気を取り直せるように、手助けになるようなヒントも考えた。

肥満、高脂血症、糖尿病、高血圧があっても、できるだけ薬に頼らず、日々の生活のなかで、自分の力で、治していくにはどうすればいいかを工夫してみた。

食事、運動、睡眠、サプリメント、心のコントロールのしかた、生活習慣の変えかたなど、大切なことをいっぱい詰めこんだ。

できるだけ具体的に、ぼくがどんなものをどんなふうに食べているかを紹介した。

若々しく健康で幸せに長生きすることは決して難しい話ではないと思っている。

この本を、メタボリックシンドロームの崖っぷちにいる二七〇〇万の人に、ぜひ読んでもらいたい。

長生きして人生を楽しみたいと思っている、元気老人に読んでもらいたい。

美しく健康的にやせたいと思っている、働き盛りの人に読んでもらいたい。

何度もダイエットに失敗した、おいしいもの好きのあなたに読んでもらいたい。

子育てをしている若いお母さんに読んでもらいたい。

長生きの家系は何世代にもわたる、いい生活習慣の積み重ねでできるのだから。


難しいと思ったところは、読み飛ばしてもいい。

内臓脂肪とさよならするための、小さな生活の知恵を書いた。

大切な部分は文字をやや大きくして目立つように強調した。読み終わっても強調した文章のところだけ繰り返し読んでもらいたい。時々読み直し、そのときの気持ちを持続していけば、必ず生活習慣は変えられるのだ。

もうメタボリックシンドロームなんて怖くない。

ぼくは内科医として、外来の患者さんに薬を極力少量にして、できるだけ健康で長生きができるように手助けをしてきた。

本書はその集大成だと思っている。

この本が、あなたの健康長寿に役立つことを心より願っています。

第一章

健康寿命がいちばんだいじ

――内臓脂肪を防いで、ぴんぴん長生き――

平均寿命より健康寿命がだいじ

「人生八〇年」といわれるようになって長い。ほんの五、六〇年ほど前「人生五〇年」だった日本人の平均寿命はどんどん延び、一九八三年には平均寿命世界一になった。それ以来、日本は世界でいちばん長生きの国となった。WHO（世界保健機関）が発表した二〇〇四年の平均寿命も、日本はモナコ、サンマリノと並んで八二歳と長寿世界一。男女別では日本女性が八六歳と最も長寿、日本男性は七九歳で、アイスランド、サンマリノと並んでやはり最も長寿だった。しかし、しかしである。厚生労働省が発表した二〇〇五年の平均寿命は、男女とも若干短くなってしまった。なんと男性は世界四位だという。インフルエンザの流行などの影響があったにしても、日本人の健康にイエローカードが出たことは間違いない。もう一度、健康について根本から見直す本を書こうと決めた。単なる長生きでなく、健康で長生きをめざしたいと思った。

平均寿命が延びたことで「人生八〇年」どころか、もっと長い生涯を送る人も多い。一〇〇歳以上の長寿者は、二〇〇五年で二万五五五四人。三〇年前には五四八人しか

●平均寿命の国際比較

◆世界平均寿命・国別順位(男性)

順位	国名	平均寿命
1	日本	79歳
1	アイスランド	79歳
1	サンマリノ	79歳
4	オーストラリア	78歳
4	カナダ	78歳
4	イスラエル	78歳
4	イタリア	78歳
4	モナコ	78歳
4	スウェーデン	78歳
4	スイス	78歳

◆世界平均寿命・国別順位(女性)

順位	国名	平均寿命
1	日本	86歳
2	モナコ	85歳
3	イタリア	84歳
3	サンマリノ	84歳
5	アンドラ	83歳
5	オーストラリア	83歳
5	カナダ	83歳
5	フランス	83歳
5	アイスランド	83歳
5	スペイン	83歳

WHO(世界保健機関)の2006年版「世界保健報告」による2004年の世界平均寿命の男女別国別順位。ここでは日本は男女とも世界一だが、厚生労働省が発表した2005年の日本人の平均寿命は男性が78.53歳、女性が85.49歳(「日本人の平均余命平成17年簡易生命表」)。女性は世界一だが、男性は世界4位となった。

◆主な国の健康寿命

国名	健康寿命	順位
日本	74.5歳	1
オーストラリア	73.2歳	2
フランス	73.1歳	3
米国	70.0歳	24
韓国	62.3歳	81
中国	62.3歳	82
ロシア	61.3歳	92
インド	53.2歳	135
エチオピア	33.5歳	182
シエラレオネ	25.9歳	191

WHO(世界保健機関)は2000年6月、初めて国別の「健康寿命」を発表。日本は74.5歳(男性71.9歳、女性77.2歳)で、健康に長生きできる世界一の国と位置づけられた。

国順位はWHO加盟191国中。

いなかった一〇〇歳長寿者が増えた。日本は世界一長寿だが一〇〇歳以上の人は少ないといわれてきた。少しだけ豊かな生活が長寿によい。そんな数十年を過ごした高齢者が、これから一〇〇歳をめざす。

望む、望まないにかかわらず、元気な一〇〇歳老人が爆発的に増加するとぼくは読んでいる。一方、生活や食の欧米化が進みすぎた今後は、平均寿命世界一の座は危なくなるだろう。超長命に生きる人と、今よりも短命になってしまう人の二極化が起きると思う。健康で長生きするにはコツがあるのだ。伝えたいノウハウがいっぱいある。

ほとんどの日本人は、不老長寿を夢見た昔の王侯貴族のように一五〇歳、二〇〇歳までも生きられるとは考えていない。多くは八五歳、一〇〇歳、生物学的な限界の一二〇歳くらい、そのあたりが一つの目標で、自分にも死が訪れると考えている。そのとき、できれば苦しくなく、痛くなく人生を終えたいと願う。もう一つはあんまり家族に迷惑をかけたくないと考える。

質問を一つします。「P・P・K」ってなんだかわかりますか。「ぴんぴんころり」。ぼくがめざしている健康スタイル。地域の人の声を聞きながら新しい医療スタイルをつくってきた。地域の多くの声は、健康で長生きしたい、そして逝くときはころっと。贅沢《ぜいたく》でわがままな夢だなあと初めは思ったが、これ、うまくつながっていると思えてきたのだ。**健康―長生き―ころり。**とにかく健康をめざせばその結果、長生きができる。結局は最後は寝たきりになって同じじゃないかと考えるかもしれないが、これが違うのだ。

六〇代、七〇代で倒れると、内臓の力がある分、介護を受ける期間が長期化する傾向にある。九〇代まで元気だと、倒れても介護の期間が短いことが多い。だから、自分のためにも家族のためにも、長生きすることがだいじなのだ。**「ぴんぴんころり」のコツは健康に長く生きること。**

年を取っても自立して暮らし、自分らしく生きがいをもって働いたり社会参加をして、楽しみ、寝たきりになることなく、ころりと逝きたい。それが多くの人が理想としているところなのだ。

しかし、この「ぴんぴんころり」が難しい。

今、健康な老人は一三〇〇万人だが、認知症や脳卒中、骨関節疾患などが原因で介護認定を受け、サービスを受けたり給付を受けたりしている人が約三五〇万人。腰痛や骨《こつ》粗鬆症《そしょうしょう》による関節痛、もの忘れや転倒経験などがあったり、低栄養状態に陥ったりで、今後社会的介護が必要になりそうな人が約七五〇万人もいる。高齢者の四、五割が何らかの不自由を抱えていることになる。

しかもこの数字は、日本人の平均寿命が上がるにしたがって増えていく可能性が高い。こうしたことに国も危機感をつのらせ、「介護予防」を施策として打ち出した。

「健康寿命」という言葉を聞いたことがあるだろうか。

これまで長生きの指標として使われてきた「平均寿命」に代わって、近年よく使われるようになってきた言葉だ。平均寿命が生の長さを測るものであるのに対して、「健康寿命」は寿命のなかでも健康である期間がどのくらいかを測っている。

WHOは二〇〇〇年、世界保健報告で「健康寿命」の国際比較を初めて出した。平均寿命から日常生活を大きく損なう病気やけがの期間を差し引いて算出したもので、これは平均寿命より大切な指標だ。ただ長ければいいと思われがちだった生を、質の面から考えるようになったことの意味は大きいと思う。

日本は健康寿命も世界一となった（一五ページ下表参照）。世界一九一の国のなかで、日本は七四・五歳で一位。三位はフランスの七三・一歳。ちなみにアメリカは七〇・〇歳で二四位。

しかし、健康寿命も世界一になったからと喜んではいられない。日本人の平均寿命

●性別、年齢階級別に見た、介護が必要となった主な原因別介護を要する者の構成割合

※単位%

性／年齢階級	総数	男	女	40〜64歳	65〜69歳	70〜74歳	75〜79歳	80〜84歳	85〜89歳	90歳以上	(再掲)65歳以上
総数	100.0	100.0	100.0	100.0	100.0	100.0	100.0	100.0	100.0	100.0	100.0
脳血管疾患(脳卒中など)	25.7	41.3	18.1	57.0	42.7	37.6	29.2	22.2	16.0	12.4	23.9
高齢による衰弱	16.3	11.7	18.5	−	1.5	4.0	7.0	14.6	26.5	38.5	17.2
骨折・転倒	10.8	5.5	13.4	3.7	4.7	5.8	10.9	12.7	12.7	14.0	11.2
認知症	10.7	6.6	12.6	1.3	6.3	6.4	8.6	12.6	13.6	14.5	11.2
関節疾患(リウマチ等)	10.6	5.0	13.4	12.9	11.8	13.4	12.7	12.0	8.1	5.5	10.5
心臓病	4.1	4.3	4.1	1.3	2.6	3.7	5.6	4.9	3.8	3.7	4.3
視覚・聴覚障害	2.7	2.7	2.7	2.7	4.8	4.2	2.0	2.4	2.7	2.2	2.7
呼吸器疾患(肺気腫・肺炎等)	2.5	3.4	2.1	0.6	0.8	1.2	2.3	4.0	2.5	2.7	2.6

注:1）主な原因の「総数」には、主な原因不詳を含む。
注:2）年齢階級の「総数」には、介護を要する者の年齢不詳を含む。

（厚生労働省「平成16年 国民生活基礎調査」より）

いわゆる「寝たきり」の原因は、脳卒中が多いが、衰弱、骨折・転倒なども多いことがわかる。これら原因疾患を頭に入れて、健康長寿の戦略を立てる必要がある。

八二歳から健康寿命七四・五歳を引くと、七・五年という数字が出る。俗に言う「寝たきり」かそれに近い状態の時間が、なんと七・五年もぼくたちを待っていることになる。

しかもこれは平均値なのだから、なかには望みどおり「ぴんぴんころり」の人もいることを計算すれば、介護される月日が一〇年以上になる人も少なくない。「寝たきり老人」になったら大変。一〇年も、家族も自分も大変。だからやっぱり健康に注意しようと思う。

健康寿命とは、食事、排泄、着替え、入浴、移動など、身の回りのことが自分でやれる、また、やろうとするための精神のコントロールが十分できている時間だ。

これからは「平均寿命」よりも「健康寿命」を延ばすことを目標にしたい。

病気があっても、不自由な体になっても、素晴らしい生きかたをしている人はたくさんいる。

しかし、できれば健康でやりたいことがやれ、だれの世話にもならずに行きたいところへ行ける体があったほうがいい。例えば働き盛りの四〇代で糖尿病や狭心症、心筋梗塞《こうそく》になる。仕事の仕上げの時期に向かう五〇代に脳卒中で倒れる。人生の総決算の六〇代、余裕ができてもっと人生を楽しみたいと思った矢先にがんに襲われるとしたら、それはとてもつらいことだ。

ちょっとした健康のコツを知らないばっかりに、健康を害するような生活を続けて病を得てしまったのでは、本人も家族も悔いが残る。

だからぼくは、どうしてもこの本を書かなければならないと思った。若い人たちにも、働き盛りの四〇代の人たちにも、今五八歳(二〇〇六年現在)のぼくと同世代の人たちにも、また、少し先輩の人たちにも、伝えたいことがたくさんあることに気がついたから。

生活習慣を変えよう

「健康寿命」を延ばすにはどうすればよいかというと、「生活習慣病」にならないようにすることが大切だ。

生活習慣が発症、進行に大きくかかわる一群の病気を生活習慣病という。

高血圧、糖尿病、高脂血症、動脈硬化症や心筋梗塞・脳卒中などの循環器の病気、大腸がん、肺がん、アルコール性肝炎、歯周病などが生活習慣病として挙げられる。

ひと昔前までは、これらは「成人病」と呼ばれて、加齢が主な原因で避けられないことのような印象があった。

しかし、生活習慣病と呼ばれるからには、自分の力で予防したり発症を遅らせたり、病気になっても軽度なうちに改善したりすることができるのだ。

三〇代の後半くらいからは、生活習慣病は最大の健康阻害因子だし、死亡原因となるものが少なくない。

直接死亡原因にならないまでも、体力を低下させたり、生活のクオリティを下げてしまうという点では、諸悪の根源になっていると考えられる。繰り返して言う。生活習慣病を防ぐことは、健康寿命を延ばすためにいちばんだいじなことなのだ。

それでも、人間ドックの数値がギリギリ正常値だと、「まだまだだいじょうぶ」と今までどおりの生活を続けている人が大半だ。一つくらい異常値があっても、「一つぐらいだから」と、あまり考えないで見過ごしている人も多い。だいじなことがある。


人間ドックの軽い異常値に注目して、生活のなかで改善することだ。

人間ドックの前の二週間ばかりは、慌ててアルコールを減らしたり脂を減らしたりして努力するけれど、運よく「正常値」をクリアすると、もうそれで「一件落着」した気になってその晩から「祝い酒」で痛飲し、以前の生活にどっぷり漬かっているような強者《つわもの》も知っている。通ればいいという試験と違って一夜漬けではしようがないということがわかっていない。

怖い話をしよう。

生活習慣病は、生活習慣の蓄積で長い時間をかけてつくり出される。これらの病気は、ごく軽いまま沈黙している期間が十数年続く。それが恐ろしいのだ。自覚症状がないので、健診で少々値が悪くとも気にならない。気になっている人も生活習慣は変えられない。頭ではわかっても、なかなか「行動変容」には結びつかない。

生活習慣をよい方向へ変えることを行動変容という。この行動変容を起こさせるのが難しいのだ。人間は得てしてそういうものなのだ。

長野県の茅野《ちの》市で三二年間、地域の健康づくり運動にかかわり、行動に移すことの難しさと常に闘ってきたぼくは実感する。

沈黙している病気は生活習慣を変えない限りなくならない。それどころか生活習慣病は体に根を張り、深く静かに、しかも加齢とともに必ず進む。やがてはっきりと症状が表れるころには、いくつもの病気が重複してくる。

あとの章で詳しく説明するが、生活習慣病のほとんどが、血管の老化によって引き起こされている。

この本を読んでくださる読者の生活習慣をちょっとだけ変えたい。健康で長生きしていただくために。本を読み通すなかで自然に生活習慣が変わり、ダイエットも途中で投げ出さない仕掛けを張り巡らした。

血管が若ければ万病が防げる

「人は血管とともに老いる」とは、アメリカの近代医学の基礎をつくったウィリアム・オスラーが一〇〇年前に言った言葉だが、すでに一〇〇年も前から、健康で長生きするためには若々しい血管が不可欠とされていたのだ。

血管の老化は二〇歳ごろから始まるといわれている。二〇年、三〇年と月日を重ねて血管の老化は少しずつ進み、高血圧や高脂血症、高尿酸血症や糖尿病などが重なり合って出てくる。そして五〇代から七〇代で、突然のように脳卒中や心筋梗塞が起きる。

脳卒中や心筋梗塞はたいていは前触れもなく起きるが、長い時間をかけて動脈硬化が進み、血管の病気が「準備」された結果の「爆発」だ。実はちっとも突然ではない。だからこそ予防が大切なのだ。

動脈硬化を起こさせないためにどうしたらよいか、すでに動脈硬化が始まっている血管はどうしたらよいかに、この本で答えたいと思う。

現実は血管に関係した病気の予備軍が、世界的に増加している。しかも日本は、世界平均よりもっと顕著に現れている。

例えば、日本の糖尿病有病者は七四〇万人と推定されている。血糖値が少し高かったり、インスリンの働きが悪くなってきている糖尿病予備軍が、さらに八八〇万人いる。二〇〇〇年からの五年間で有病者と予備軍を合わせると一・二倍の増加、**糖尿病の心配のある人たちの合計は一六二〇万人に上っている。**

何千万人もいる生活習慣病の予備軍を、できるだけ薬を使わずにこの本で治したい。

高血圧症の有病者は三一〇〇万人、予備軍は二〇〇〇万人もいる。高脂血症の有病者も約三〇〇〇万人、驚くべき数字だ。現在、血管系の病気をもっている人や将来が心配な人たちが、あまりにも多い。

そして、血管の病気の悲しい結末として、心疾患や脳卒中で毎年二〇万人以上が亡くなっている。平成一六年だけで、二八・八万人が亡くなった。

死亡原因は平成一六年現在、第一位は悪性新生物……いわゆるがんで三一・一%、第二位は心疾患で一五・五％、第三位は脳卒中で一二・五％となっている。しかし、心疾患と脳卒中は同じく動脈硬化性の病気なので、合わせると二八％に達してしまう。さらに糖尿病や高血圧性疾患を足すと、日本人の約三割が血管の病気で亡くなっていることがわかる。

脳卒中は、運よく適切な治療が受けられて死に至ることがなかったとしても、その部分から先には血液が流れず脳細胞が傷つき、障害を残し、介護が必要となることが多い。

日本ではなんといっても「脳卒中」が、要介護になる原因としていちばん多い。男性では四〇％以上が、脳卒中の後遺症だといわれている（一九ページ図表参照）。

だから「健康寿命」を延ばすには、どうしても血管を若々しく保つことが必要なのだ。

怖いのは、隠れている内臓脂肪

メタボリックシンドロームという言葉を、聞いたことがあるだろう。二〇〇六年になってから急にマスコミが取り上げ始め、新聞が一面を割いたりＮＨＫが特集したり、

●死因順位別死亡数・死亡総数に占める割合

	全死因	死亡数 1028602	割合(%) 100.0
1	悪性新生物	320358	31.1
2	心疾患	159625	15.5
3	脳血管疾患	129055	12.5
4	肺炎	95534	9.3
5	不慮の事故	38193	3.7
6	自殺	30247	2.9
7	老衰	24126	2.3
8	腎不全	19117	1.9
9	肝疾患	15885	1.5
10	慢性閉塞性肺疾患	13444	1.3

(厚生労働省「平成16年　人口動態統計」より)

健康で長生きするためには、がん、脳卒中、心臓病にならないことが大切。意外に肺炎が多いことに注目してほしい。体力や免疫力を高めておくことが必要。心疾患や脳血管疾患、老衰などにならないために、アンチエイジングを心がける重要性が、このデータからうかがえる。

民放の健康番組でもしばしば話題にされているので、耳にしたことがある人は多いと思う。ぼくは、流行語大賞に選ばれるのではないか、とまで思ってしまった。

メタボリックシンドロームは、そのまま訳すと「代謝異常症候群」ということになるが、「内臓脂肪症候群」と意訳されているようで、そのほうがずっとわかりやすい。

太っていると「貫禄がある」などと言われて、悪い気がしなかったのは遠い昔の話。現代では、時限爆弾を抱えているようなものだ。生活習慣病の引き金になるのだ。実際の数字がそれを示している。今、日本人で「肥満」と分類される人のなかで、肥満だけですんでいる人は二〇％しかいない。肥満で糖尿病か高脂血症か高血圧症のうちの一つを有病している人が四七％いる。今は肥満だけだとしても、いずれ近々、糖尿病か高脂血症か高血圧症が起きると考えていい。

肥満に加えて、三つのうちどれか二つを有病している人が二八％。三つすべてを有病している人が五％いる。例えば肥満と糖尿病、肥満と高脂血症などのような形で、どれも相乗的に両者を悪化させるような要因になっているのだ。一つだけでも将来が心配な生活習慣病が、重なり合って起きてくるのだから、これは大変な状況だ。

病気が重なることによって、命にかかわることがわかってきたのは一九八〇年代の終わりごろ。動脈硬化を起こす人は、インスリン抵抗性になっている人が多いことがわかった。内臓脂肪がインスリンの効きが悪い状態を起こして、糖尿病の前段階である耐糖能異常、高中性脂肪血症、高血圧などを併発していることをアメリカの研究者が指摘し、その状態を「シンドロームX」と名づけた。

同じように、肥満、高脂血症、高血圧症、糖尿病が重なると、動脈硬化が進んで死に至る危険が高まるということを、アメリカの別の研究者が発表。これは「デッドリーカルテット」と名づけられた。

死の四重奏。

一つひとつが奏でる音は、それだけなら病気というだけだが、四重奏になると、死はそこにあるというのだから恐ろしい。

実は日本でも、内臓脂肪の蓄積がもとにあって、高脂血症、耐糖能異常、高血圧などになっていくという「内臓脂肪症候群」という概念がすでに発表されていた一九八七年のことだ。

共通しているのは肥満である。

肥満とひと口に言っても、内臓脂肪型肥満と皮下脂肪型肥満があって、内臓脂肪型肥満のほうが、より糖尿病や高血圧を合併しやすく、脳卒中や心筋梗塞の発生率を高めていることがわかった。二〇〇二年に実施された糖尿病の実態調査でも、肥満と糖尿病、高脂血症、高血圧症の重複状況が明らかになっている。

さて、複数の生活習慣病が重なり合って危険な状態となるという考えかたが整理され、一九九八年、WHOは「メタボリックシンドローム」という病態を定義した。二〇〇六年になって、急に取り上げられるようになった感じがするこの言葉は、実は八年も前に国際的に登場していたのだ。

「メタボリックシンドローム」は、基本的には、三三年前からぼくが外来での生活指導や地域の健康づくりに使っていた「七悪三善一コウモリ」の考えかたと同じだ。第六章で詳しく述べるつもりだ。田舎医者が始めたことだから、もちろん科学的根拠はない。でも、いい勘をしていると今さらながら思う。血管をダメにする七悪が、メタボリックシンドロームにならないためのコツを示し、血管を若返らせる三善が、積極的な改善法を示している。

血圧や血糖、中性脂肪の値の一つひとつはそれほど悪くなくても、内臓脂肪型肥満と一緒になると、危ないということだ。高血圧や高脂血症、高血糖などは別々に進行するのではなく、水面下にある大きな氷山から、水面に顔を出した小さな氷の山のような状態と考えることができる。死の四重奏のうちの三つ以上に該当する人は、四つとも正常の人に比べて三六倍も心臓病を起こしやすいというデータもある。**水面下に、命を奪う大きな塊があって、それが「内臓脂肪型肥満」なのだ。**そのことを理解しないで、水面に出てきた「数値」がまだたいした異常ではない、と放置しておくことがとても怖いのだ。

メタボリックシンドロームの診断基準

二〇〇五年四月、日本内科学会総会でメタボリックシンドロームの診断基準が決定された。今までそれぞれ生活習慣病の重複に危険なサインがあることを指摘し、その診断や治療について独自に取り組んできた日本肥満学会、日本高血圧学会、日本糖尿病学会など八学会が合同で検討し、日本人のデータに基づいた日本人のための診断基準が明示されたのだ。

日本では多くの場合、それぞれの学会が診断基準を提案するので、関連する学会が集まって診断基準を作ることは大変珍しい。

それだけ多くの医師や関係者が、生活習慣病が重複することに、非常な危機感をもっていることの表れといえそうだ。

それまでWHOやアメリカの診断基準はあったが、それらは欧米のデータをもとにしており、日本人にはそぐわないものだった。ようやく日本独自の診断基準ができたのだ。

日本のメタボリックシンドロームの診断基準を紹介しよう。

まず、**腹囲が男性では八五㎝以上、女性では九〇㎝以上であること**。そして、高脂血症（中性脂肪値が一五〇㎎／dℓ以上、HDLコレステロール値が四〇㎎／dℓ未満のいずれか、または両方）と、高血圧（最高血圧一三〇㎜Hg以上、最低血圧八五㎜Hg以上のいずれか、または両方）と、高血糖（空腹時血糖値一一〇㎎／dℓ以上）の二つ以上があるときを、メタボリックシンドロームと呼ぶ。

これらの数値は、一つひとつでは病気とは診断されないほどの軽い異常のことが多い。例えば、血圧は「やや高めだけれど、薬が必要とまではいえない」レベルだし、血糖も「やや高めだが、治療が必要とはいえない前段階の糖尿病」が、診断基準になっている。

この診断基準に基づいて、厚生労働省は二〇〇六年五月になって、メタボリックシンドロームの全国調査結果を発表した。

その結果、**なんと四〇～七四歳の男性の二人に一人、四〇～七四歳の女性**

●日本のメタボリックシンドロームの診断基準

メタボリックシンドロームかどうかは次の4つの項目で診断される。
まず内臓脂肪の蓄積があるかどうかを腹囲で測る。これに該当する人で、
次の3つの項目のうち2つ以上が当てはまる人がメタボリックシンドロームだ。
3つの項目のうち1つが当てはまる人を予備軍という。

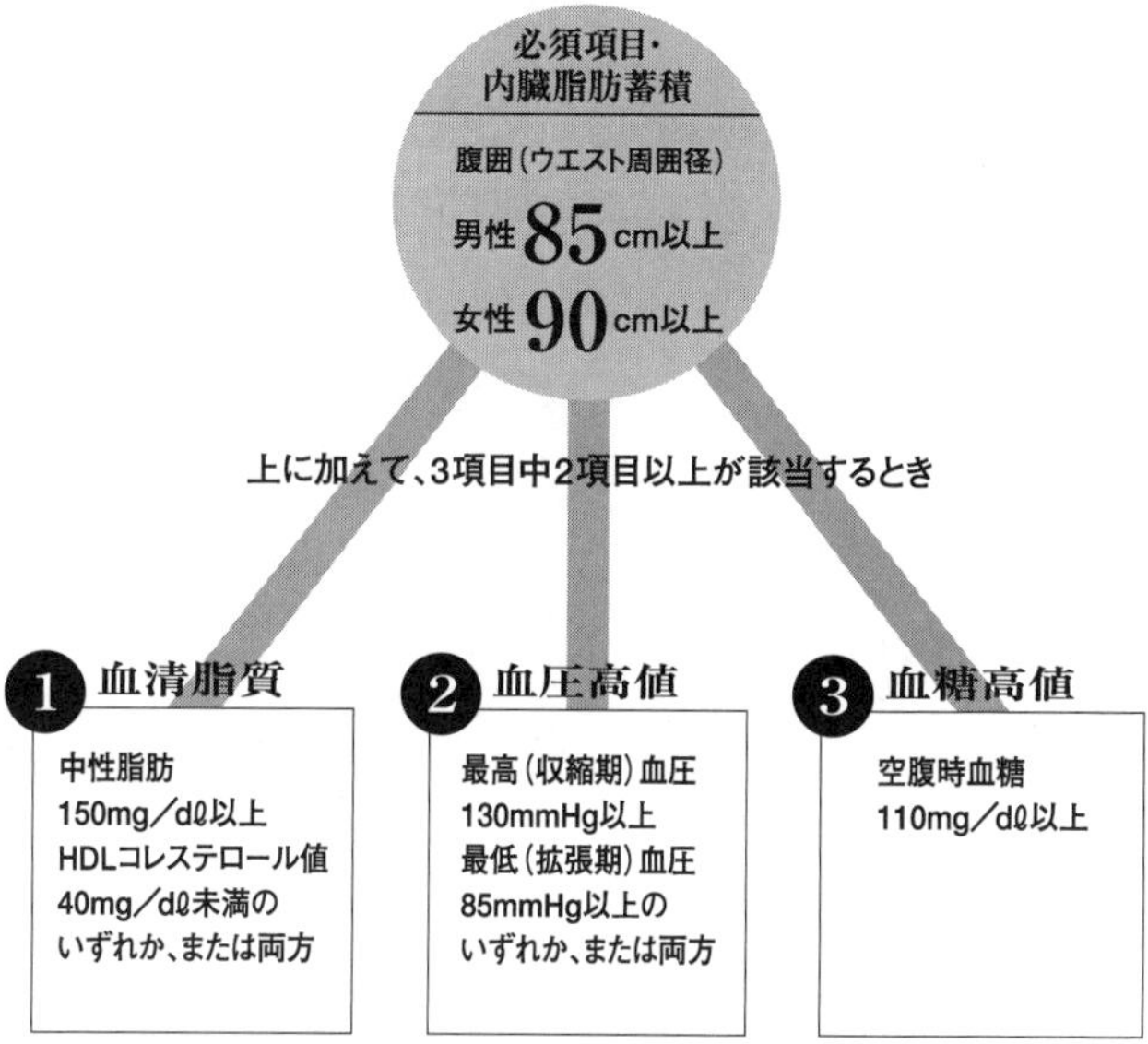

◎腹囲の測り方
腹囲（ウエスト周囲径）を測るときは、まっすぐに立ち、軽く息を吐いた状態で、
おなかに力を入れず、おへその高さのおなか回りを測る。
女性の場合、おなかのいちばん細いところを腹囲と思っている人が多いが、
おへその高さが腹囲だから間違えないようにしよう。

の五人に一人が、診断基準に該当するかスレスレの数値だとわかった。

マスコミが急に注目し、新聞や雑誌、テレビなどがさまざまな形で取り上げるようになったのは、どうもこのショッキングな数字のせいだと思う。しかし、生活習慣病は自覚のないまま進行し、気づいたときには取り返しのつかないことになりかねないということを考えるならば、「自覚のない」うちに自覚を促すメタボリックシンドロームの考えかたはとても重要だと思う。

マスコミ報道が一段落したとしても、あなただけは、「喉元過ぎれば熱さ忘れる」になってはいけないのだ。五年先、一〇年先にあなたが元気でいられるかどうかの大きな分かれ目が、すぐに「生活習慣」を変えて、そのよい習慣を持続できるかどうかなのだから。


一方、マスコミ報道が過熱してくると、ウエストで内臓脂肪の量を推定するのは危険だとか、ウエスト八五㎝のズボンをはく男性は少なくないのだから、基準が厳しすぎるのではないかとか、女性のウエスト九〇㎝は甘すぎるとか、いろいろな声が出てきた（注・二〇〇八年から日本内科学会では基準を再検討している）。

男性八三㎝、女性七三㎝にしたほうが心血管疾患の予測に有効だという学者もいる。

欧米では男性九四㎝、女性八〇㎝の基準を使っている地域もある。また、腹囲くらいで内臓脂肪のたまりかたがわかるのかと、批判する人もいるようだ。

内臓脂肪がどれだけたまっているかを正確に測定するには、CT（コンピュータ断層撮影）で撮影する必要がある。CTの画像で内臓脂肪を明示できるのだ。けれど、CTは大量の放射線を被曝する検査でもある。もちろん、がんの診断などの際には、痛くなく、体のなかの様子を詳細に知ることのできる優れた検査法だが、内臓脂肪のつき具合を見るためだけに検査をするのは、考えものだ。

男性八五㎝、女性九〇㎝以上の腹囲というのは、CTで検査したときの内臓脂肪面積一〇〇㎠に相当し、この面積以上に内臓脂肪がついていると、内臓脂肪型肥満ということになる。一〇〇㎠以上に内臓脂肪がついていると、高脂血症、高血圧、高血糖が同時に起こっていることが多い。そこで男性八五㎝、女性九〇㎝以上の腹囲がメタボリックシンドロームの診断基準となった。

腹囲の数字のどこで線引きするかは専門家の間でも議論があって、今後の検討課題の一つではあるが、腹囲の太さが内臓脂肪のつきかたを反映している可能性は高い。

メタボリックシンドロームという新しい概念は、早期発見をして、生活習慣を見直すことに意味がある。メタボリックシンドロームの診断で、どんどん薬物療法が行なわれるようになるのは、ぼくは反対である。生活習慣を見直すことが目的なのだから、検査法は簡単なウエスト測定でもいいと思っている。ぼくが三二年前、健康づくり運動に取り組んだときも、診断も対策もできるだけシンプルにした。それが成功の秘訣だったと思う。

おなかが出ているのに指でおなかをつまめないというのも、内臓脂肪がたまっている証拠だ。なんとも屈辱的なポーズだが、ちょっとやってみてください。へその両脇を縦につまんでみて、たっぷりつまめたら悲しくなるし、恥ずかしい。でもそういう人は、皮下脂肪型肥満の可能性が大。皮下脂肪なら指でつまめるが、筋肉の内側にたまる内臓脂肪はつまめない。これも自分で内臓脂肪を知る目安になる。

女性の場合、ウエスト九〇㎝と少し基準が甘いのは、一般に女性ホルモンの影響で、体質的に皮下脂肪の割合が多いとされているからだ。ウエストに男性より五㎝多く皮下脂肪がついていると、データから割り出したのだろう。

内臓脂肪がなぜ悪い

内臓脂肪も皮下脂肪も余分なエネルギーをたくわえる脂肪であることに違いはない。

しかしそれが使われるときの行き先が異なる。脂肪が燃焼するときは遊離脂肪酸となり、皮下脂肪は全身の血管を巡って筋肉などで使われる。

ところが内臓脂肪の遊離脂肪酸は、門脈《もんみゃく》という血管から肝臓に入る。そして肝臓のなかで、高脂血症の原因になる中性脂肪や糖尿病の原因になる血糖を作ってしまう。脂肪肝にもなる。内臓脂肪は、**高血圧や高脂血症や高血糖にさせやすいのだ。**


皮下脂肪が皮膚の下にたまるのに対し、内臓脂肪は腸の周りや腸間膜にたまる。同じ脂肪でもその大きさや性質は違い、皮下脂肪は細胞の一つひとつは小さく、細胞分裂によって増えるのに対し、内臓脂肪は細胞が大きく、数が増えるのではなく大きさがさらに大きくなることで増えていく。

そして、皮下脂肪はたまるときもとてもゆっくりで、減るときもゆっくり。つまり、皮下脂肪はいったんつくとなかなか減らないが、内臓脂肪は代謝が活発で分解や合成が盛んなので、たまりやすいし、また減らしやすいという特徴がある。

脂肪のたまる場所が違うため、同じ太っているといっても皮下脂肪型肥満と内臓脂肪型肥満とでは外見も違う。

皮下脂肪型肥満は、下半身のおしりから太ももに脂肪がついた体形で、洋なし型肥満ともいわれる。内臓脂肪型肥満の場合は、おなかがぽっこり突き出したいわゆるりんご型肥満で、上半身肥満とも呼ばれる。

一般的に**女性は皮下脂肪がつきやすく洋なし型肥満になりやすいが、内臓脂肪は男性につきやすく、りんご型肥満になりやすい。**男女で脂肪のつきかたが違うのは、進化の過程でそうなったといわれている。女性は赤ちゃんを産み育てるのに適するよう、いったんためたエネルギーをゆっくり使う「皮下脂肪がつきやすい体」を得てきた。男性は狩りや力仕事をするために筋肉を多くつけ、その筋肉を動かすための熱源にするために「内臓脂肪がつきやすい体」となったのだ。

太古の昔は理にかなっていた脂肪のつきかただが、今、狩りなどしなくても食べ物が潤沢《じゅんたく》に手に入るようになり、交通機関の発達で運動不足になりがちとなり、内臓脂肪型肥満からメタボリックシンドロームになりやすいという困ったことになっている。

女性も閉経までは内臓脂肪はつきにくいが、閉経後にはホルモン分泌の大きな変化で急に内臓脂肪がつきやすくなり、太ると急速にメタボリックシンドロームに向かってしまう。

第二章

ちょい太で　だいじょうぶ

――がんばらないダイエットでリバウンドさせない――

「おお太」はいけない

内臓脂肪型肥満がメタボリックシンドロームのキーポイントであり、さまざまな生活習慣病の原因になることを前章で紹介した。

今はまだメタボリックシンドロームの診断基準よりウエストが少し細いとしても、油断はできない。中年以降に増えやすい内臓脂肪は、生活を変えないでいるとどんどんついてしまう。

皮下脂肪型肥満なら太っていてもいいかというと、もちろんそれもまずい。**太ると「睡眠時無呼吸症候群」が起こりやすくなるなど、思いもかけない問題が起こることがある。**

体重が重くなるとつい体を動かすのがおっくうになり、ますます運動不足となって、内臓脂肪症候群につながる。女性の場合も、閉経後は急速に内臓脂肪が増えるので、やはり安心できない。仮に皮下脂肪型肥満にとどまっているときでも、太ると腰や膝に負担がかかり、障害につながるおそれがある。女性の場合、要介護の原因が、骨粗鬆症や骨折など機能的な原因も多いことを考えれば、「健康寿命」を延ばすためには体重コントロールは不可欠なのだ。

ぼくはルックスへの影響もとても大きいと思っている。引き締まっている人、太っていない人の顔はいろいろ個性を感じさせるが、肥満になると目も鼻も贅肉《ぜいにく》に埋まって、皆、顔が似てしまうような気がする。

洋服だって限られてしまう。太っているタレントさんが、よくオーバーオールのズボンをはいているが、太るとどうもオーバーオールやズボン吊りが必要になるようだ。うーん、あれがかっこいいと思い込んでいるのかもしれない。悲しい。女性もオーバーブラウスにパンツというスタイルが多くなるように感じる。結局、入る服や似合う服が少なくなってしまって、「もういいや」という気分になり、自分を美しく飾ろうという気が失《う》せてしまうのかもしれない。

元気で長生きするには、若々しくいようとする前向きな気持ちがだいじなのだ。ファッションを楽しむこともだいじ。外見が心に及ぼす影響もあると思う。

健康長寿への基本は肥満にならないこと。

肥満にならないためには体重に注目すること。ところが、体重に対して妙な反応をするグループが五つある。それぞれが肥満への道へつながっている。

自分の体重がちょうどいいと思っている人。このタイプの人はいつでもちょうどいいと思っているのだ。少し体重が増えてきても、それでちょうどいいと思っている楽天家……現状肯定派だ。

そして、自分の体重をよく知らない無関心派もいる。こういう人は、体重計に一年に何回かしかのらない。

右の二つのグループに入るのは、ほとんど男性だ。

女性でいちばん多いのは意志薄弱派。体重計にはよくのるし、気にもしている。自分なりの目標体重もあるのだ。でもこのタイプは、おいしいものにはすぐ手が出てしまい、目標があるだけで一度も達成できたことはない。

女性で次に多いのは挫折派。体重のことが気になって繰り返し無理な減量をし、短期的には目標に近づくのだけれど、そのたびに挫折する。何度も恐ろしいリバウンドに襲われ、体重はもとの木阿弥《もくあみ》どころか、減量を始めたときよりもオーバーしてしまうタイプだ。

挫折派が高じると破滅派になる。このタイプは、自分の体重に病的なこだわりがあって、体重を保つために心のバランスを失ってしまう。

肥満予防、肥満克服のためには、まず、毎日体重を測る習慣をつけよう。

お風呂に入るときには必ず測るとよい。プラス寝起きの朝食前に毎日測ることができればベスト。食事量や運動量の影響を受けない朝、できれば排便後に測れば、体重が安定していて計測を続けたときの変化がわかりやすい。朝晩二回の体重測定で、体重に注目することがだいじなのだ。注目すること、気にかけることで体重コントロールをしなければならないという気持ちが生まれ、行動へとつながりやすい。体重を測りもしないで太りたくないというのは、どこか上の空で、生活を変えるという行動変容に結びつきにくい。女性は体重計にのっては体重を確認する人が多いようだが、男性には少ない。男性こそもっと体重を気にしよう。

「測るだけダイエット」というのもある。ぼくの外来では、体重や血圧の自己測定をしてもらっている。太っていくときは体重計にのらなくなる。**体重計にのらなくなると太る。自分の体重を毎日知るだけで、無意識に肥満への抑制がかかる。**体重測定して記録をつけるだけで、心理的な抑制が働いて効果が上がる。試してみてください。

ぼくは隠れ肥満だった

さて、どのくらいの体重がよいかというと、ひと昔前は、［身長－一〇〇］×〇・九＝標準体重というのが一般的だった。

例えばぼくの場合は、身長が一七〇㎝なので、［一七〇－一〇〇］×〇・九＝六三kgで、それ以上だと太りすぎということになる。

最近は少し変わってきて、ボディ・マス・インデックス＝ＢＭＩという数値が、肥満の判定によく使われるようになった。これは身長と体重から体脂肪の量を類推するための算出方法だ。というのも肥満はただ単に体重が重いことではなく、体脂肪が異常に多い場合をいう。体重が重くてもスポーツマンで筋肉がすごくついている人や、水分が多くて体がむくんだ状態は肥満とはいわない。ただ厳密に体脂肪を測るのはとても大変なので体脂肪量を類推するＢＭＩで判定するのが簡単だし、最近ではおよその体脂肪を測ることができる家庭用ヘルスメーターも売っているので、それを目安にするのもいいかもしれない。

ＢＭＩは体重（kg）を自分の身長（m）で二度割る。

●BMIで見る適正体重早見表（標準値）

あなたのBMIを計算してみよう。
BMI…Body Mass Indexは体脂肪を表す指数。

BMI＝体重（kg）÷身長（m）÷身長（m）

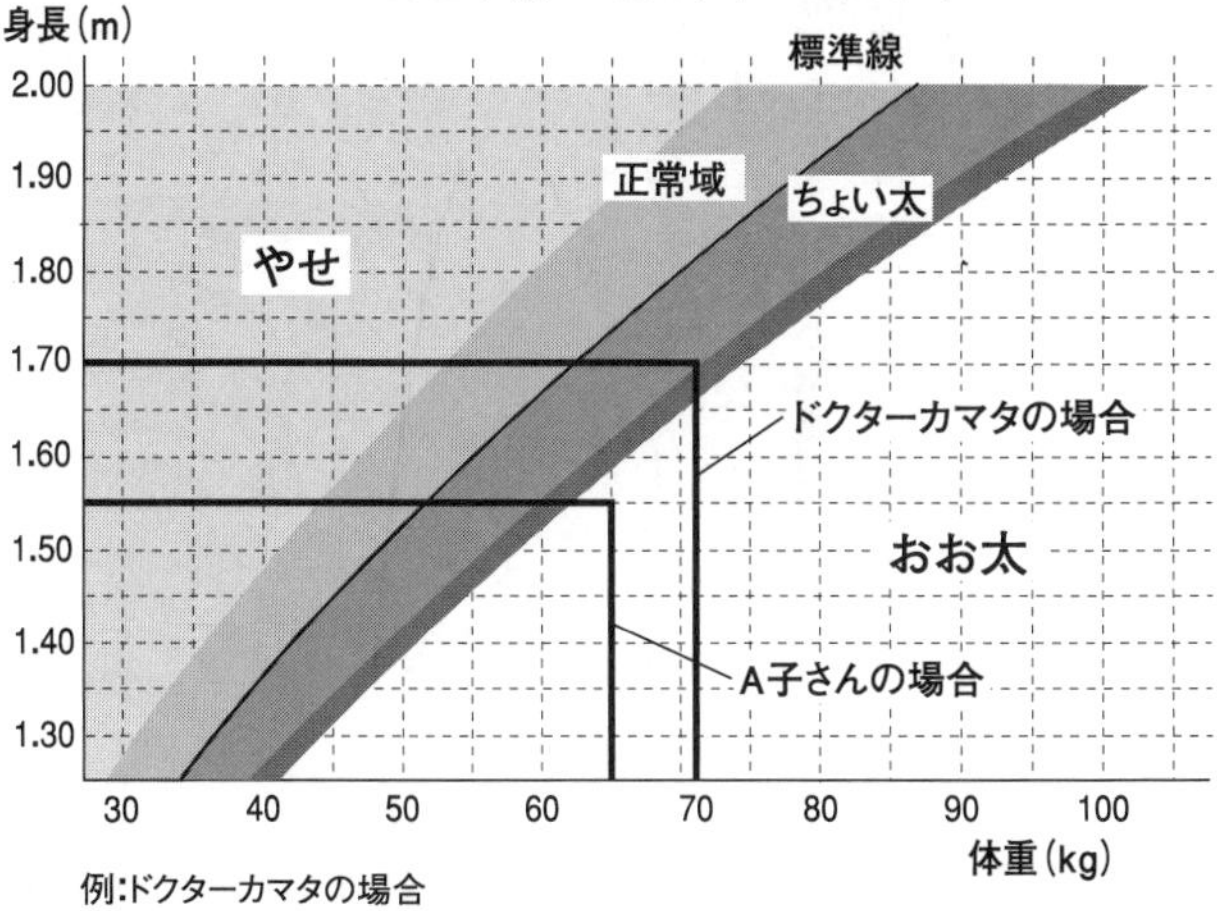

例：ドクターカマタの場合
72kg÷1.7m÷1.7m＝24.9（正常値ぎりぎりだけど、ちょい太なのだ）
ドクターカマタの適正体重は…1.7m×1.7m×22（推奨BMI）=63.5kg
もう少しやせたほうが理想的だということがわかる。
あなたの身長と体重をグラフにのせてみよう。
例えば身長1.55mで体重65kgのA子さんの場合
65kg÷1.55m÷1.55m＝27
A子さんのちょい太のBMI26を目標にした体重は…1.55m×1.55m×26=62.5 kg
A子さんはBMI27で「おお太」なら、あと何キロやせれば「ちょい太」になるかは、身長のラインに沿って見れば一目瞭然。
約2.5kgやせればいいことがわかる。あなたの場合は？

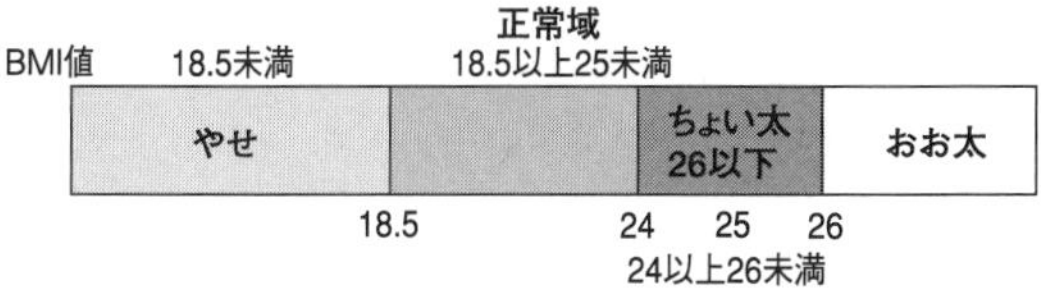

体重÷身長÷身長で出た数値が自分のBMIだ。

さあ、計算機のスイッチを入れて自分のBMIを出してみてください。

その数値が一八・五未満ならやせ、一八・五〜二五未満は普通、二五以上になると肥満。BMIで最もいい数値と世界が推奨しているのは二二だ。二二が最も理想的で、病気にもなりにくい数値とされている。

ぼくの場合を紹介しよう。ぼくの体重がこれまででいちばん重かったときは、八〇kgだった。身長は一七〇cmなので、八〇÷一・七〇÷一・七〇＝二七・七、立派なおお太だ。

ぼくの理想体重を、BMI二二で計算してみた。理想体重＝二二×身長×身長。二二×一・七×一・七＝六三・五。六三kgなんて絶対無理。あなたの理想体重を図表で見つけてください。BMI二二は、天文学的数字に思えてもあきらめないでください。無茶苦茶な目標は立てなくていいのです。おお太の人はまずBMI二六を目標に。BMI二六の人は正常域上限の二五を目標にすればいい。まだ余裕のある人はBMI二二にゆっくり近づければいいのです。

ぼくのがんばらないダイエット

ぼくががんばらないダイエットを始めたきっかけは、妻のサトさんのひと言だった。「顔が丸くなったわね」と、サトさんにからかわれた。確かにそのころは太っていた。八〇kg、若いころのぼくを知る人からは、見違えたとも言われた。

肥満は生活習慣がつくるが、そのとおりと思う。

とにかくストレスの多い仕事を長年続けてきた。三二年間、地域を走り回り、診療、会議、勉強会と早朝から夜遅くまで働いてきた。そのうえこの一五年間は、チェルノブイリをはじめとする海外への医療援助の活動も加わって、暇というものがなかった。忙しさにかまけて運動らしい運動もしていなかった。若いころには大好きだったスキーからも、いつしか遠のいていた。

楽しみはおいしいものを食べること。悲しいけれど、食べることでストレス解消をしていた。サービス精神も災いした。病院の最高責任者を長くやっていたので、スタッフの人たちの労をねぎらったり、あるいは東京からお客さんが来るたびに、おいしいものを食べていただこうと会食の機会をつくった。自分がおいしいものが好きなので、人にもおいしいものを食べさせてあげたいと思ってしまうのだ。喜んでもらえるとうれしくなる性質《たち》なのだ。

ぼくはそれほどお酒は飲まない。お酒の量が進まないのはよいことなのだが、人と一緒に食事をすると、食卓についている間、ついつい食べ物に手が出てしまう。気がつくと、若い医師よりよっぽどたくさん焼き肉を食べていたりするのだ。

肥満の害を十分に承知しているから、自分なりに注意してきたつもりだったのだが、そのころ階段を上るのもしんどくなり、なんとも体が重く、体調が思わしくなかった。

デブは一日にしてならず。デブになっていくときは、時間をかけてじりじりと体重が増加する。まだだいじょうぶと思っているうちに、どんどん元に戻すのが難しくなってしまうのだ。

サトさんから言われたのが「デブ」のひと言。ショックだった。一本取られたと思ったが、このひと言で、ギアチェンジの発想が浮かんだ。

そのころ、時代は「スローライフ」に注目し始めていた。しかしぼくは反対のファストライフを生きていることに気がついた。

デブになったのは体だけでなく、心もデブになってはいまいか、と心配になった。

体の贅肉も心の贅肉も取りたいと思った。生きかたのギアチェンジをしながら、贅肉を取ろう。だけど、はっきり言って食べることが好き。肥満解消のためとはいえ、このかけがえのない楽しみを失うのはかなりつらい。我慢してがんばりすぎてしまっては、リバウンドの落とし穴にはまりやすくなる。ストレスを感じるほど我慢しない、がんばらない。そんなダイエットはないだろうかと考えた。

減量は一日にしてならず

ぼくの住むこの土地の太陽や水や大地が作ったもの。体に優しい食べ物。「そうだ、寒天がある」と気がついたのだ。

茅野市の特産物は寒天。海に接していない長野県なのに、不思議な特産物なのだ。きれいな空気と冬の寒さを利用して、茅野市では江戸時代から各地の天草を集め、寒天作りをしてきた。だから茅野の食卓に寒天は浸透している。山国で海を食べる。ロマンチックな食品だ。

三二年前に始めた健康づくり運動の食生活改善でも、寒天は大活躍している。

寒天は食物繊維の塊のような食品だから肥満の解消にはもってこい。これを活用しよう。さらにトマトを加えれば、これはすごいぞとぼくは思った。

トマトの赤い色素成分であるリコピンは、活性酸素を抑えることができる。

リコピンの抗酸化作用は高く、例えばβカロテンの二倍もの効果がある。活性酸素はがんの発生原因の一つであり、しかも活性酸素は老化を促進する物質でもある。リコピンを積極的にとって活性酸素を抑えれば、がんの予防になる。血管や内臓や肌の若々しさを保つことにもなる。

トマトは、長野県の特産農産物の一つだ。おいしいトマトもたくさん出回っているし、トマトジュースなら一年中手に入る。うん、これだ。寒天を上手に食べる茅野では、寒天といろいろなものを組み合わせて食べる。寒天とトマトもその一つ。ぼくは自分のオリジナルレシピを作って、寒天ダイエットを始めた。

その後、新聞にそのレシピを書いたことがきっかけで、トマト寒天はなんだかすごいブームになってしまった。本にまとめたいという話がもち上がり、何冊かの本を監修した。そのうちにトマト寒天の評判を聞きつけた雑誌の「通販生活」から、寒天の紹介を頼まれた。チェルノブイリの子どもたちの支援活動を通じて、「通販生活」とは交流がある。寒天のよさを語りレシピを教えたら、その写真を表紙にも使いたいという。とうとうトマト寒天を作るぼくが表紙になった雑誌ができてしまった。二〇〇五年の夏、寒天が売り切れでなかなか手に入らないという騒ぎまで起きた。

がんばらないから続く、続けられる

ダイエットで最も大切で、だからこそ難しいのは「続けること」。人間というのは短い期間なら目的達成に向けて我慢や辛抱がきく。特にがんばるのが好きなわれわれ日本人は、ダイエットにだってがんばる。しかし食事制限のダイエットで、空腹を我慢してがんばって数字の上で目標が達成できたとしても、我慢は一生は続かない。ギブアップしたときに、リバウンドが起こる。減量とともに筋肉は減っており、同じ体重に戻っても脂肪の割合が増えて、ダイエット前よりも状況は悪化しているのだ。

リバウンドが怖い。ダイエットを始めたら投げ出さないこと。とはいえ、ダイエットに近道はない。数年前、中国から輸入した痩身用《そうしんよう》健康食品によって肝障害が起き、四人もの死者が出た事件は記憶に新しい。これなら「必ずやせる」という謳《うた》い文句の食品が販売されているが、ほとんどが誇大広告、内容を伴わない商品だ。かつて、甲状腺ホルモンを含んだ薬を飲むとやせるといわれたことがある。確かにその薬を飲むと新陳代謝が増してやせる。しかし甲状腺ホルモンが増えることによって、薬物による二次的なバセドー病が起き、頻脈や眼球突出、手の震えなどの症状が起きる。やせても他の病気を起こしてしまっては意味がない。

基本的には摂取エネルギーと消費エネルギーとのバランスで、消費エネルギーが勝っていれば、太ることはない。なにかの薬や食品でやせることができるなどとは考えないほうがいい。

トマト寒天ダイエットも、太っていたときの食事量のままでは効果はない。今までの食事量を減らさなければ、せっかくの寒天効果もやせることにはつながらない。食べる量を減らしても、寒天のおかげで空腹感を感じなくてすむということがポイントなのだ。

食物繊維たっぷりの寒天にはさまざまな利点があるが、最も注目したいのは、血糖値の上昇・下降を穏やかにする点だ。これは海藻を原料とする寒天などの水溶性食物繊維の最大の特徴といっていい。

食事をすると血糖値（血液中のブドウ糖濃度）が高くなるが、このとき血糖値が急上昇すると肥満につながる。インスリンの働きが間に合わないと、余分なブドウ糖が脂肪になってしまうからだ。寒天を食べると、その食物繊維が胃のなかに長くとどまって食べ物は胃から小腸へとゆっくり移動し、またブドウ糖の吸収もゆっくりになる。

＊ カマタ流トマト寒天の作りかた ＊

材料は棒寒天1本、トマト1個、無塩トマトジュース300mℓ、これだけ。作りかたは簡単だ。

1 棒寒天を15〜30分水に浸けて戻し、水分を絞って小さくちぎり、水300mℓとともに鍋に入れ、中火にかけて、ゆっくりかきまぜながら煮溶かす。

2 トマトは皮を湯むきして、タネとヘタを取り、1cm角くらいのさいの目に切る。これを鍋に入れて火にかけ、沸騰したら1分ほど煮る。

3 2の鍋に1の寒天とトマトジュースを加え、よくまぜ合わせてそのままおき、あら熱が取れたら型などに流し入れ、冷蔵庫で冷やし固める。

Q トマト寒天の使い方は?

A 食べやすく切ってサラダや和え物、スープに加えると彩りもきれいな一品になる。もちろんそのままでもおいしい一皿に。

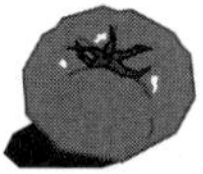

Q 作りおきのトマト寒天はどのくらいもつ?

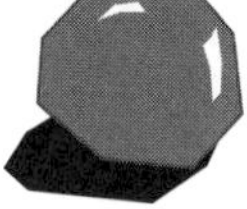

A まとめて作ったとき、食べきれなかったときは、冷蔵庫で保存して。
おいしく食べられる目安は2、3日。
固めた寒天は水分を出す性質を持ち、時間がたつにつれて水分が染み出てくることがあるので扱いに注意。

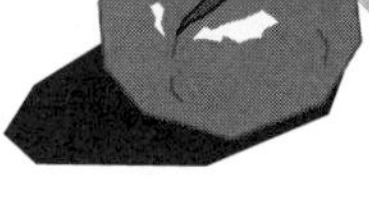

そうすれば血糖の上昇はゆるやかで、急上昇することはない。おかげでインスリンは無理なく十分に働くことができ、ブドウ糖が脂肪になってしまうのを防ぐことができる。寒天を食べていれば、インスリンがいつもしっかり働いているから、インスリン不足の状態にはならず、糖尿病の予防にもなる。

また血糖値が急激に下がると、脳の満腹中枢ではブドウ糖をもっと取り込もうと空腹感を感じるようになるのだが、寒天は血糖値を下げるのもゆっくりなので、空腹感を感じにくい。食後二、三時間しかたっていないのに空腹感を感じて、ついお菓子に手が出るということもない。知らず知らず、食べることを抑制してくれる。そして寒天は胃や腸で吸収されないから、いつもおなかのなかに何かあるという感じがする。体積としてかさばる形で、胃や腸を満たしてくれるのだ。これも空腹を感じさせない一つの大きなメリットといえる。

トマト寒天ダイエットなら、食事量を減らしても空腹を感じにくいから我慢することはない。だからつらくなく続けることができる。がんばらなくていい。これこそが、ぼくの「がんばらない」生きかたにかなう、無理しないダイエットだ。

トマト寒天ダイエットを続けていたら、三カ月でぼくの体重は八〇kgから七二kgまで落ちた。

ＢＭＩは七二÷一・七〇÷一・七〇＝二四・九。やっとぼくは肥満ぎりぎり一歩手前、普通体重の仲間入りができた。

このときの食事を紹介しよう。

朝は五〇〇ccの水とヨーグルトと少量の果物。**皮つきリンゴを愛用している。皮のところが抗酸化作用が強いのである。**少量の寒天。野菜ジュース。

昼も少量の寒天とおにぎり一つに、**チーズひとかけら、**または**ヨーグルト。**このときに、**クエン酸入りの牛乳**を飲むこともある。ダイエット中の骨粗鬆症に注意してカルシウムの摂取を忘れないようにしたい。潰瘍《かいよう》や胃がんの原因になるピロリ菌をやっつけてくれる乳酸菌ＬＧ21入りのヨーグルトを食べるようにしている。

おやつにデザート寒天。例えば黒蜜寒天やカルピス寒天、オレンジジュースに寒天を入れたファイバー・ジュースなど。こういうローカロリーのおやつのおかげで、夕方までぐっと腹もちがよくなる。いつもトマト寒天だと飽きてくる。少しくらいなら甘味が入ってもいいのだ。続けることがだいじ。

ここの時間帯を我慢していると、夕食をたくさん食べてしまう可能性が高くなるのと同時に、細胞が飢餓状態に陥って、夕食で食べたものを蓄えようとして脂肪化されやすくなってしまう。だからここで我慢しないのがだいじなところ。

午後三時ごろにほんのわずか何かとると夕食まで穏やかな気持ちで仕事に専念できる。もちろんおやつにケーキやスナック菓子というのは禁物だ。若干甘味のあるデザート風の寒天がいい。果物を寄せた寒天もいい。

寒天を使ったものが手に入らなかったら、このごろはゼリーやこんにゃくを使ったローカロリーのデザートも売っているので、それで代用するのも手かもしれない。

夕食はまた寒天料理を取り入れながらの食事とする。自宅で食べるときには、少量のご飯と味噌汁、それにおかずが二、三品。トマト寒天を切らしているとき、**味噌汁の中に糸寒天**を少し入れる。これがうまい。**野菜**を多くし、**きのこ、ひじき、こんにゃく**といった食物繊維の多いものをふんだんに使いながら、納豆か豆腐を加える。メインディッシュはなるべく**魚料理**にし、肉は時たまにする。

少量の油で野菜を炒めて食べることもある。油はカロリーが高い。けれども油には、血糖値をゆるやかに上げ、ゆるやかに下げてくれる働きが食物繊維ほどではないが少しある。また食物のビタミンやミネラルの吸収をよくするというメリットもある。できるなら**えごま油やシソ油などのα-リノレン酸の多い油を使いたい**。このことはあとでゆっくり説明しよう。料理のバリエーションをつけ、食事の満足感を上げることがだいじ。

ご飯を炊くとき、寒天を入れて炊くとぐんと腹もちがよくなるし、玄米も寒天を入れて炊くとモチモチして食べやすい。

意外な発見だった。

ぼくの場合、会議やお客さんのもてなしなどで外食が多い。そういうときは、基本的に食べたいだけ食べる。それでもやせていった。朝と昼食、そしておやつも少量だけ規則正しくとっていて、寒天のおかげで空腹感や細胞に飢餓感がなかったために、一日のカロリーの帳尻が合っていたのだと思う。

ぼくは一日の食事のバランスを、**朝二：昼二：夜四**となるようにしていた。教科書的には、夕食は軽いほうがいいので、朝食はしっかり食べましょうといわれる。朝四：昼四：夜二がよい。朝と昼に重きをおき、夕食を少なくする。これが正しいのだけれど、日本人には合わないなあ。夜は大切な人と夕食を食べたりすることも多いし、家族団欒《かぞくだんらん》の機会でもある。楽しい会食の機会を減らすのは寂しいし、奥さんの腕の見せどころで、自分一人食卓に背を向けるわけにもいかない。朝四：昼四と食べて、つい夕食もごちそうを六とか八と食べてしまっては、合計で一四とか一六になってしまう。一〇を基準に考えると四〜六がカロリーオーバーになってしまう。だからぼくは、朝二：昼二：夜四をめざして、お客さんが来れば一緒に食事を楽しんでしまう。食べてもいいのだ。朝二：昼二：夜六でも基準の一〇でカロリーオーバーしない。予定どおり朝二：昼二：夜四で終わった日は、二だけ減量になるのだ。

一日がカロリーオーバーしてしまったとしても、投げ出さないでまた次の日から粛々《しゅくしゅく》と続ければいいのだ。二日で帳尻を合わせるくらいの、おおらかさがあってもいい。

トマト寒天ダイエットをやってからこの三年、ぼくの体重は七二kgから七五kgの間を行ったり来たりしている。

お正月などのんびりして、おいしいものをたくさん食べていると七五kgにいく。七五÷一・七〇÷一・七〇＝二六で、七五kgになるとぼくのBMIは二六になってしまい、肥満のなかに入る。また寒天を食べ直して節制すると七二kgになれる。

七二kgでもBMIは二四・九だが、自分ではかなり調子がいいような気がする。しかし、一般にはBMIは二二が目標だ。二二でいることが最も動脈を老化させないというのだ。BMI二二にするためには、ぼくの体重は六三kgにしなければならない。これは気の遠くなるような数字だ。こんなのを目標にしたってやれるわけがないのだ。

大学時代が六三kgだった。つまり二〇歳前後のとき、ぼくはBMI二二で大変理想的な体形をしていたわけだ。しかし、四〇歳を超してから七〇kgを切った記憶はない。ぼくは今五八歳だが、三八年間の人生の垢《あか》が約一〇kgついてしまった。いやいや、自分の欲望どおり食べてしまえば八〇kgになるので、三八年間で一七kgの体重オーバーをきたしてしまったともいえるのだ。

でも、本当に二〇歳のときの体重に戻さなければならないのだろうか。近年、ちょっと太めのほうが健康にいいというデータが出てきている。

あんまりがんばりたくないぼくは、もう一度目標をどこに置くかを、いろんなデータで調べてみようと思った。

ちょっとだけ小太りで元気に長生き

日本では、ＢＭＩ二五以上はすべて肥満とくくっているが、欧米では二五以上から三〇未満を過体重、三〇以上を肥満としている。そしてアメリカの大規模な調査では、ＢＭＩが二五から二九・九の過体重の人の寿命は最も長く、ＢＭＩ三〇より上の軽度肥満やそれ以上の肥満の人たちの死亡率は、やせの死亡率と同じだとわかったという。

アメリカと日本は違うと思われるかもしれない。けれど、日本の約四万人を対象にした一九九〇年から一〇年間の追跡調査（「厚生労働省研究班による多目的コホート研究（JPHCスタディ）」六三ページ図参照）でも、**男性の場合はBMI二三から二六・九で死亡率が低い。**

最も長生きできるのはBMI二三・〇から二四・九であるという結果が出た。女性の場合も、BMI二〇〜三〇の間では死亡率の差は見られなかった。男女ともに最も死亡率が高いのはBMIが一八・九よりも低い「やせ」だった。

茨城県に住む四〇歳から七九歳の健診受診者（男性三万二七〇五人、女性六万三九五九人）を五年間追跡調査し、BMIと死亡率の関係を調べた研究もある。それによると、最も死亡率が高いのはBMI一八・五未満で、肥満の人よりも死亡率が高かった。むしろ少々肥満の範囲に入るくらいの人のほうが病気にもなりにくいし、長生きをするらしい。逆に「やせ」だと死亡率が高くなる。「やせ」は病気にもかかりやすいようだ。

こういうデータが出てくると、どうもBMI二二が理想とは単純に言い切れない。大阪大学大学院の磯博康《いそひろやす》教授らの一〇万人という大規模な追跡調査によると、虚血性心疾患はBMI三〇以上になると約二倍もリスクが高くなるが、女性の場合はやせていても同じようにリスクが高まることがわかった。さらに脳内出血では、やせていてコレステロールが低い人が起こしやすいという結果が出た。そして循環器疾患全体では、ＢＭＩが低いほうがかかる危険があるという結果が出た。そのデータを見ると、循環器疾患全体でいちばん危険度が低いのは男性ではＢＭＩ二三〜二四・九、女性では二五〜二六・九だ。

アメリカでは、ダイエットを繰り返して極端な減量をすると、心血管疾患による死亡率が高まるという報告もある。無理なダイエットとリバウンドがそのたびに健康を壊すようだ。

「やせ」よりも「ちょい太」がいい。

とはいえ、それはあくまで「ちょい太」がいいのであって、「おお太《ふと》」や「太々《ふとふと》」になると健康が損なわれる。

例えば脂肪肝は、アルコールのとりすぎやウイルスの感染から起こると思われていたが、お酒も飲まないのに肥満というだけでこの病気になり、さらに肝臓の組織が壊されて肝硬変になってしまうケースがあるのだ。そういう人は肝炎と同時に糖尿病になっていることも多い。脂肪肝にまでなる肥満というのは、かなりの「おお太」ではあるが、肥満が多いアメリカではどんどん増えているといわれ、日本でも患者さんが増えている。

おお太ではなくちょい太がいい。「やせている人ほど短命」「最も長生きなのは小太り」といった調査結果はいろいろある。

少しだけ太っていることは体にいい働きをする。免疫力を高め、感染症にも強くなり、がんにかかりにくい体にしてくれる。「おお太」にならないことで、高血圧、高脂血症、糖尿病のリスクは減る。女性であれば、更年期後は女性ホルモンの分泌がぐんと減るが、脂肪があれば女性ホルモンと似たような働きも期待できるのだ。少しの脂肪は心配ない。

脳にとってもちょい太がいい。人間の脳は大人で一三〇〇〜一四〇〇gくらいの重さで、それは体重の約二%にあたる。しかし、その脳が必要としているエネルギーは体全体で使うエネルギーの一八〜二〇%にもなるという。脳は体のなかでも、最も多くのエネルギーを使う大食漢というわけだ。だから、脳の機能を維持し、しっかり働かせるためにはエネルギーを与え続けなければならない。

脳の栄養となるのはブドウ糖。脳がしっかり働くときは脳の血流が増え、ブドウ糖もたくさん使われている。もちろん脳が必要としているのはブドウ糖だけではない。その重量の七〇%が脂肪でできている脳にとっては、脂肪もとても重要。

コレステロールも脳の働きには欠かせないし、脳内物質の原料となるさまざまな栄

●ちょい太なら死亡率が低い

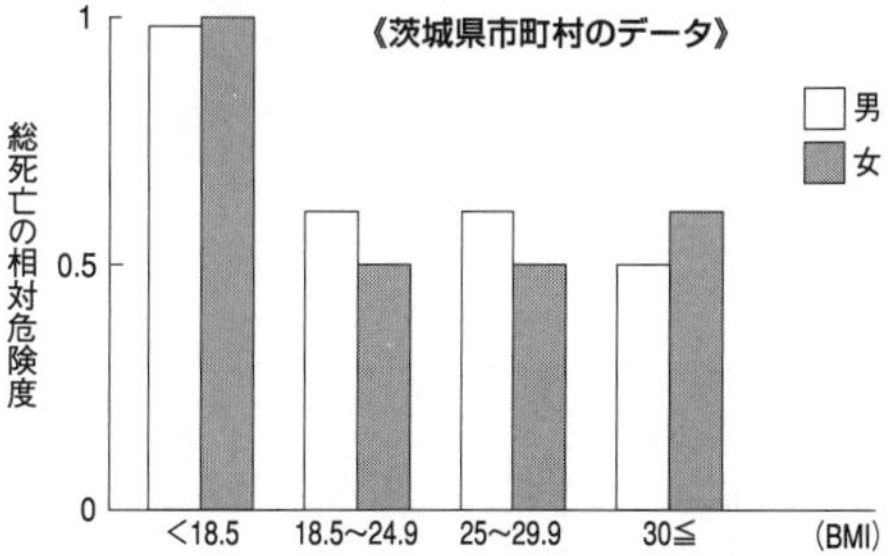

※18.5未満の群と他の群に明らかな差あり。

茨城県に住む40〜79歳の健診受診者(男性3万2705人と女性6万3959人)を5年間追跡し、BMIと死亡率を調べた研究(年齢・喫煙・飲酒・血圧・コレステロールなどの個人差を補正)から。BMI18.5未満のグループのなかで調査中に死亡した人の割合を「1」としたとき、他の群の死亡率はどれも「1以下」。つまり、やせているほうが総死亡数のリスクは高い。

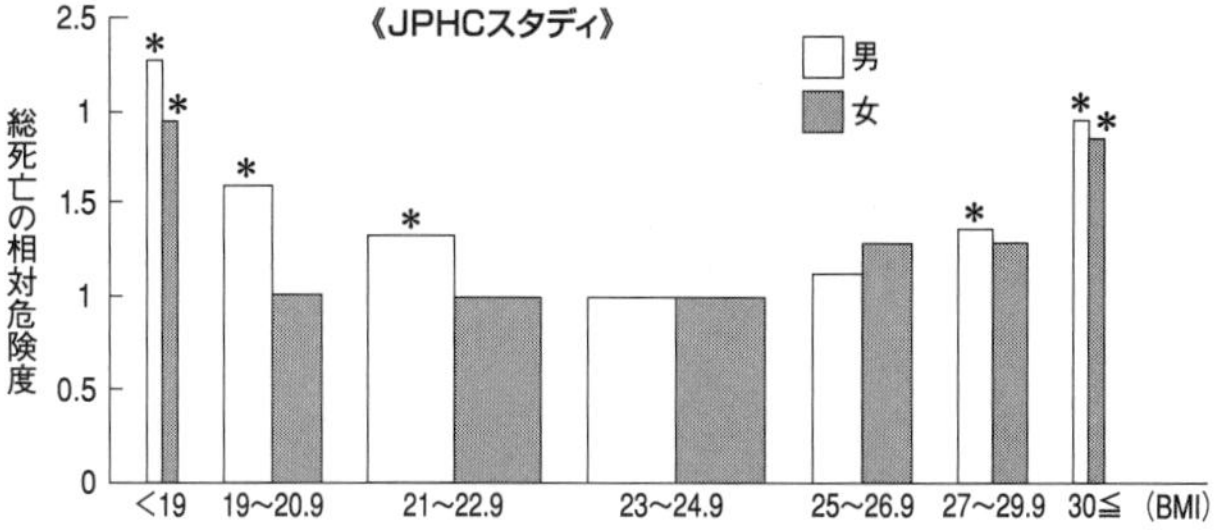

※最初の5年間を除いても同様な結果となる。棒の幅は調査人数に比例。
＊23〜24.9の群と比較し明らかな差あり。

秋田、岩手、長野、沖縄の14市町村の住民約4万人を、10年間追跡した調査から。女性ではBMI19未満と30以上、つまりやせととても太っている人に有意に死亡率が高くなっていたのに対し、男性ではBMI23〜27で死亡率が低い。グラフでは、男性は23〜24.9が低く、25〜26.9は死亡率がやや高いように見えるが、有意な差とはいえず、どちらも死亡率が低いといえる。

(『コレステロールは高いほうが病気にならない』浜崎智仁著　ベスト新書より)

養素が大切だ。こうした脳に必要な栄養を無視して無理なダイエットを続けていると、神経細胞の働きがうまくいかなくなって、うつ病になることすらあるという。脳にとって極端な減量は禁物だし、特にブドウ糖の原料になる炭水化物や脳の構成物である脂肪を、極限まで減らすのは危険だ。

ちょい太くらいの余裕ある体が、脳の働きを支えているといえるのだ。

さて、では体にも脳にもいいＢＭＩとはどのくらいだろうか。

先に紹介したさまざまな調査を考え合わせると、**男女ともＢＭＩ二四〜二六くらいが、病気にならない健康なちょい太**といえるのではないだろうか。

富山大学の浜崎智仁《はまざきともひと》教授と対談をした。「ＢＭＩ二八以下は問題ないと思う」と言い、ただし、糖尿病や高血圧症などがある場合は、「肥満学会の提唱する二五以下に抑えるのが無難だろう」としている。ぼくも同感だ。

もちろん、今無理なくＢＭＩ二二の人が、それを上げる必要はない。現在二五以上の人は二五をめざす。

ぼくの場合、七二kgをキープしていればＢＭＩ二五以内だから、「これでいいんだ」とちょっとうれしくなった。以前から注目されている体脂肪率の判定でも、家庭用測定器で測ってみるとぼくは二二％、これならなんとかクリアだ。

体脂肪率による肥満の判定は、男性が二五％以上、女性が三〇％以上を肥満としている。そして、男性三〇％以上、女性三五％以上を重度の肥満と規定している。体脂肪率二二％のぼくは、ここでもぎりぎり肥満の診断を免れられたのだ。

ところが喜んではいられない。残念なことに、新しい問題が出てきてしまった。メタボリックシンドロームの判定基準であるウエストの測定で、ひっかかってしまったのだ。ズボンや洋服を買うときのウエストサイズより少し下のへその高さで、ぼくのウエストを測ってみると、実にがっくり、九二㎝あるのだ。メタボリックシンドロームと診断される八五㎝を、なんと七㎝もオーバーしていた。

体重でも体脂肪率でもなんとかOKなのに、内臓脂肪だけが肥満の判定になってしまう人は多い。**こういうぼくみたいなタイプを隠れ肥満というのだ。**ぼくとは逆に、ウエストサイズがクリアしているのに体脂肪率が多い場合が、皮下脂肪型肥満と推測できる。

さあ、大変なことになった。内臓脂肪を減らさなければならない。ウエスト八五㎝をめざすのだ。どうもこれは、やっぱり運動不足がたたっているのだろう。今までのトマト寒天ダイエットにプラスして、エクササイズのプログラムを考えなければならないらしい。さあ、どうするか……。

最近会った、素敵な人物の顔が浮かんだ。

第三章

食べたい人は、動きなさい

——お勧めはがんばらない筋トレとインターバル速歩——

こんなに食べて、あんなにスマート

安奈淳《あんなじゅん》さんは、宝塚歌劇団では花組トップスターとして「ベルサイユのばら」のオスカルを演じ、世にベルばらブームを巻き起こし、宝塚の黄金時代を築いた人だ。宝塚退団後は数々のミュージカルを成功させた。

ところが彼女は二〇〇〇年、膠原病《こうげんびょう》に倒れた。そして長くつらい闘病生活の果てに、奇跡的とも言える回復を遂げた。大変な病気に打ち克ったのだ。

その闘病の記録と努力の姿は、安奈さんの『人生はうまくできている——病気になって見えたこと』（グラフ社）という本に詳しく書かれている。

数年前、安奈淳さんと神戸で食事をする機会があった。

指定された店は、「千代」というお店の名前からもたたずまいからも、中華料理を饗するとは思えない不思議なところだった。道路からはずれ、原っぱを通りぬけ、たどり着いた店はまさに隠れ家のよう。

店の扉を押し開くと、そこには調理場がありテーブルが置かれていた。しゃれた表現をするならばオープンキッチンということになるのだろうが、正直に言うと、普通の家の台所の土間にテーブルが置かれている感じだった。

料理は絶品、お世辞抜きでうまい。ただし、最後にお好み焼きが出てくるおかしな中華のフルコース。それがいい。

料理にも感動したが、横にいるのはスター、安奈淳。そのスターが、この場の空気にぴたりとはまっていて美しい。不思議な女優だ。

彼女は「人間は格好つけなくていい」と言う。

自然体ですべてを受け入れる姿勢でいたからこそ、膠原病という難病を乗り越えてきたのだろう。一流のレストランならもちろん絵になるし、この店のように一切の装飾を排した場でもさまになる。

その安奈さんの食べっぷりが感動的だ。出された料理を豪快に食べつくす。ぼくのスピードが追いつかない。実はこの日、ぼくは疲れていた。ぼくは忙しいとすぐに下痢になる。食べるペースも落ちてしまう。安奈さんの食べかたに圧倒された。

こんなに食べてなぜスマートでいられるのだろうと不思議に思った。

安奈さんは膠原病の治療のために、ステロイドをまだ飲み続けている。この薬は膠原病の特効薬なのだが、ムーンフェイスといって満月のような顔になってしまう。ところが目の前にいる安奈さんは小顔の美人。約四〇年前の宝塚時代と同じ体重四七kgを維持しているという。食欲増進作用があって太ってしまうステロイドを飲んでいて、これは驚くべきことだ。

見えないところでものすごく努力しているのだろうと思った。

そっと聞いてみた。

毎日一時間は歩き、腹筋一〇〇回。駅の階段は必ず駆け上がっているという。

「がんばらないけど、がんばるのが私流」と安奈さんは言った。

パンツ一丁で体重を測る

二〇〇五年に『それでもやっぱりがんばらない』の見本ができたとき、安奈さんにはいちばんに進呈して読んでいただいた。読書家で、はっきり感想を言ってくれる安奈さん。どうでしたかと尋ねると「電車のなかで読んじゃダメね。電車のなかで読んで、涙が止まらなかったの。ベッドのなかでティッシュを用意して、泣きながら寝ついてしまうのがこの本の読みかたね」と言う。

『それでもやっぱりがんばらない』は「メイプル」という女性誌で二年間連載したものをまとめた本だ。この雑誌のぼくの前の連載は、浅田次郎さんと渡辺淳一さんという日本の文学界の二大スターである。お二人のあととあって、とても緊張した二年間だった。

幸い好評のうちに連載が終わり、ご褒美にどなたかと対談しませんかと言われた。すぐに顔が浮かんだのが安奈さん。蓼科《たてしな》の豊平にある「ガーデンキッチン」という、広大な大根畑のなかにあるレストランで昼食をとりながらの対談となった。

安奈さんは相変わらずよく食べる。ぼくはトマト寒天で、カマタ流がんばらないダイエットをしているという話をした。もちろん安奈さんも運動を続け、体重コントロールを続けているという。

二人のメソッドは違うけれど、一致したのは「体重を気にしないとダイエットはできない」ということだった。

「体重を測ることから一日が始まるの。朝起きて、トイレをすませてパジャマから洋服に着替える、そのときにパンツ一つになって体重を測るんです」と安奈さん。

ぼくもそう。パンツ一丁で体重を測る。二人で大笑いした。

人間っておもしろいもので、少しでも体重が少なくなるように測りたいんだなあ。気にしていることが大切。**心と体はつながっている。まず気にすること。そうすると、肥満の進みかたが止まる。**

安奈さんは膠原病の治療中、使用したいくつかの薬の影響でうつ状態になったことがあった。人間嫌いになり、孤独になり、自殺願望に襲われ、どんどん悪循環にはまり込んでいった。その悪いサイクルを断ち切ることができたのは、「歌を教えてほしい」という隣人のひと言だった。

人はだれも、自分が存在する理由が欲しい。安奈さんには自分を必要としている人がいることがうれしかったのだ。徐々に元気を回復し、舞台に復帰した。

「以前は見えていなかったものが見えるようになった。大切なものは何かがわかった」と彼女は言う。病気で死にかけて、死ぬことが怖くなくなった。以前にもまして人に優しくなった。ありのままの自分を出していこうと思えるようになった。そして歌も、自然に以前よりもたくさんの思いを伝えることができるようになったという。

「重い病気をして、生まれ変わったような気がするの。病気になってよかったと、今では本当に病気に感謝しています」

苦難のなかから、安奈さんは生きかたのコツを見つけた。

肩に力が入っていない。竹を割ったようにスカッとしている。

ぼくが諏訪中央病院を案内したとき、サンルームに患者さんの図書室を作っていると話したら、二日後にダンボール二箱にぎっしりの本が送られてきた。

イラクの白血病の子どもを助けたいんだと話したことがある。彼女は涙を流して聞いてくれた。翌日、ぼくが理事長を務めているNPO法人、日本チェルノブイリ連帯基金に安奈さんから思いもよらぬ大きな金額のお金が振り込まれた。

「私、舞台の仕事をいっぱいしているけれど、贅沢はしない。その分、人の役に立ちたいの」

こういう人なんだ。プロポーションがいい、きれいだ。歌がうまい、病気に負けない……彼女にはたくさんの魅力がある。しかし、なんといっても最大の魅力は人間的な美しさにあふれていることだと思う。だから一緒にいて気持ちがいい。ぼくは神戸で食事をしたその日から安奈さんに首ったけ。

その後も、安奈さんとはご一緒する機会が多い。NHKラジオの「鎌田實　いのちの対話」にも出ていただいた。二人で講演もした。

今、安奈さんはシャンソンに力を入れている。忙しい日々のなか、四七kgの体重はキープしているそうだ。膠原病のために急性腎不全が起きたことがあり、むくみのせいで五八kgになったことがあるが、そのとき以外はずっと四七kgなのだ。運動と、「注意しながら食べる」ことを続ける彼女の意志の強さで、二〇歳ごろの体重を維持しているというからすごいと思う。

しかし、見かたを変えれば、かなりたくさん食べても、「一日一〇〇回の腹筋と一時間のウォーキング」で二〇歳のときの体重がキープできるということだ。太らない体が作られている。代謝効率のよい体。脂肪が少なく筋肉の多い体が一度作られると、あとは維持すればいいのだ。あんなに食べて、あんなにスマートの秘密が見えた。

運動が体にいいわけ

脂肪はなぜたまるのだろう。

ぼくたちの生活を振り返れば一目瞭然。なんといっても食べすぎと運動不足だ。便利な世の中になって、家事でも仕事でもあまり体を動かす必要がない。洗濯機、掃除機、皿洗い機、電話、ファクス、宅配便、自動車、みーんな脂肪の友達だ。

エネルギーの高い揚げ物や濃い味つけの惣菜やお菓子やお酒など、その気になればスーパーやコンビニでいくらでも手に入る。簡単に手に入るものでも、企業の経営戦略でなかなかおいしくできているので困る。今の時代、食べすぎないでいるのは難しい。しかも、栄養的にはバランスが悪いお菓子やアルコール、脂などを、おいしく感じるように人間の脳はできているらしい。

ポテトチップスなんてうまくできている。袋を開けるときは、ちょっとだけにしておこうと思っていても、食べだすと終わりまで食べたくなってしまう。あーあ、ダメなぼく、と落ち込む。

こうした生活習慣が脂肪をためる。しかも、残念ながら脂肪は中年以降になるとたまりやすい。基礎代謝は年齢とともに落ちてくる。そこで余ったエネルギーが脂肪、特に内臓脂肪となってしまうのだ。

首都圏に住む三二三人の既婚男性サラリーマンの行動と意識を調べた調査がある（「現代サラリーマンの太りやすい生活行動」花王株式会社　二〇〇五年）。

この調査によると、おもしろいことに六割のサラリーマンは「自分が太りやすい生活を送っている」と自覚している。運動については七割近くが運動不足を自覚している。ところが四割の人が「運動は面倒」と、休日には「家でゴロゴロ」しているという。

諏訪中央病院でも、メタボリックシンドロームを診断された、三〇代の男性四七名の調査をした。間食などをしていて、食べすぎ、飲みすぎであると自覚している。ただそれだけでなく、全員、つまり一〇〇%に運動習慣のないことがわかった。

メタボリックシンドロームは、原因から考えたら「食べすぎ、運動不足症候群」と呼んでもいい。この症候群から脱するには、食生活の改善と運動習慣の徹底が必要だ。

食生活の改善については、第二章で詳しく書いたので、ここではまず運動について触れていきたい。

内臓脂肪を減らすための効果的な運動は、まず有酸素運動だ。

有酸素運動とは早足の歩行=ウォーキングやジョギング、水泳、テニスなどで、体内に酸素を十分に取り込み、細胞に酸素を送る運動のことだ。有酸素運動なら、これまで運動をしてこなかった人でも気軽にできる。何しろ早足で歩けばいいのだから。息が切れるほど激しい運動である必要はない。

運動をすると、エネルギーとして最初は血液中の糖分が使われ、次に肝臓や筋肉のなかのグリコーゲン、そして脂肪細胞のなかの中性脂肪の順番で使われる。

強く激しい、限界まで体力を使う筋肉トレーニングや全力疾走などでは、時間が短いと、なかなか脂肪がエネルギーとして使われない。

ウォーキングなどの、あまりきつくなくて長時間続けられる運動であれば、最終過程の中性脂肪を燃焼させ、エネルギーとして使うことができる。そして、中性脂肪の燃焼には大量の酸素が必要なので、その意味でも有酸素運動が適しているのだ。

運動をすると、うれしいことに、最初に「内臓脂肪が落ちる」という効果が表れる。

運動をすれば血中脂質も使われるので、血液がサラサラになる。血糖値が下がり、血圧も若干下がるという効果が期待できる。

有酸素運動は酸素を体内にたくさん取り込み、一時的に血液の流れが盛んになるので、爽快感が味わえる。また、運動を続けて、個人差や年齢にもよるが、心拍数を一分間一二〇〜一四〇くらいに一時的に追い込むことによって、心臓の筋肉が鍛えられ肺活量も上がってくる。こうやって、心肺機能が高まれば、持久力やスタミナがついてくる。こういう力は、老後の行動半径を狭めないためにも必要だ。

有酸素運動に慣れたら、筋肉トレーニングも取り入れよう。強化された筋肉は基礎代謝を高めるという意味でも、いい効果がある。

食べ物から取り入れたエネルギーは、基礎代謝、生活活動代謝などの代謝に使われている。なかでも基礎代謝を高めることが太らないためには大切なのだ。基礎代謝とは、呼吸や体温調節、内臓の働きなどの生きるために必要な代謝だ。体や内臓を動かしたり、細胞を新しく生まれ変わらせたりしている。ところがこの働きは年とともに落ちてくる。基礎代謝のピークは一六歳から一八歳で、それからは年齢とともに落ちる。

基礎代謝が落ちるからこそ、年を取って若いときと同じように食べていると、エネルギーが消費されずに太りやすくなる。そして、やせにくくなり、細胞の衰えも進み、内臓の働きや血液循環も悪くなる。

基礎代謝の低下による衰えは、年齢である程度はしかたがないこととはいえ、筋肉が落ちていると年齢よりもさらに衰えてしまう。こうした衰えを防ぎ、基礎代謝が落ちるのを遅らせるために必要なのは、筋肉を維持することだ。

筋肉は体のなかで最もエネルギーを消費するところで、筋肉がある人ほど代謝が高い。だから、筋肉を保って基礎代謝を高めることが必要というわけだ。

筋肉トレーニングは骨の生まれ変わりにもかかわるから、骨粗鬆症予防のためにも欠かせない。骨を強くするにはジャンプがいい。運動のなかにジャンプを入れよう。

また、運動を続けていると自然にバランス感覚を養うことができるから、転倒や骨折を防ぐことにもなる。

柔軟体操やストレッチは姿勢を保ち、体をしなやかに保つために欠かせない。姿勢を保つことは、内臓や関節の動きにひずみをもたせないためにも必要だし、トレーニングで緊張した筋肉をリラックスさせ、後日に疲れをもち越さない効果がある。ストレッチに有酸素運動の要素を加えたヨガなどもおすすめだ。

がんばらない筋トレ

内臓脂肪を減らすために、運動をしなければならない。

ところが、毎日一時間歩くのは、ぼくには無理だとわかった。

ぼくはだいたい毎朝四時に起きる。朝の時間を使って、だれにも邪魔されずに調べ物をしたり、勉強したり、原稿書きをしたりしている。

この早朝の時間を使って効率のよい運動メニューを考えた。いろいろ試行錯誤して、「がんばらない筋トレ」のプログラムに行きついた。

「がんばらない筋トレ」は、筋肉トレーニングだけれども、体脂肪を分解させる成長ホルモンを分泌させるために、がんばらないでゆっくりと筋肉に負荷をかけていくのがポイントだ。ラクそうに見えるけど、けっこうキツイ。

まずはスクワット。ゆっくりと息を吸いながら五秒くらいかけてかがみ込み、膝関節が股関節と直角になる直前でストップ。ゆっくり深くかがみ込んで、今度はゆっくりと立ち上がり、その途中でまたストップする。**スクワットを途中で止めることで、関節に大きな負担をかけずに筋肉に負荷をかけることができる。**

二〇回のスクワットの次は、上半身にひねりを加えて脇腹の筋肉に負荷を与えたり、ラジオ体操の一部をしてみたり、ストレッチしたり。

ストレッチはとてもいい。体を動かすとき筋肉は収縮するので、意識的にストレッチで伸ばしてあげることが大切なのだ。歩く前後も山登りの前後も水泳やテニスの前後にもストレッチが必要だし、ストレッチにはやりすぎということがない。

さて、それからうつ伏せになって腕立て伏せを一〇回。これもゆっくりしたリズムで。呼吸法を上手に組み入れて、すーっと息を吸いながら屈曲位に入って、ゆっくり吐きながら伸体位に入る。これも途中で止めることで、筋肉に負荷がかかり続けている状態になる。

次に背筋。腹ばいになってエビ反りのように、手脚も後方へ反り返らせて一〇秒間静止する。背筋はなかなか鍛えにくいところだし、忘れられがちだが、背中の筋肉に負荷をかけると肩こりや背中のこりにも効く。背筋がしっかりしていると腰痛症にもなりにくい。

続いて上向きになって肩幅ほどに開脚し、脚を持ち上げる。そのまま腹筋と脚の筋肉に刺激を与える。その後閉脚して、足首だけ顔のほうへ屈曲しながら脚全体を伸展して持ち上げる。この姿勢は少々苦しい。そこから骨盤のストレッチと腰回りの筋肉のストレッチをする。

ここまでが**無酸素運動**で、次に**有酸素運動**に入る。冬の寒いときは家のなかで深呼吸しながら足踏みを一〇分ほどする。膝はできるだけ高く上げるのがポイントだ。

春からは天気のいい日は外に出て家の周りを一〇分ほど早足で歩く。歩くときのポイントは、背筋を伸ばし振り出した脚はかかとからしっかり着地することと、後ろ脚の膝の裏側をちゃんと伸ばすこと。アスファルトの道路を歩くときは、できるだけクッション性の高いウォーキングシューズをはいて、膝や腰に負担がかからないようにしよう。

がんばらないインターバル速歩を行なっている。三〇mを全力速歩。その後三〇mを呼吸を調整しながらゆっくり歩く。これを一〇クール繰り返すのだ。

この無酸素運動プラス有酸素運動を、週に最低四回を目安に行なう。一日おきでも筋トレの効果は毎日するのと変わらない。歩くのは三〇分以上すると効果が上がるといわれているが、ぼくは忙しくて時間がとれない。ストレッチ、筋トレ、速歩合わせて長くても二〇分程度。けれど、続けていたら体重は落ちた。

運動も「がんばらない」でいいのだ。あきらめない、投げ出さない、放り出さないのがだいじ。習慣にするには朝がいいが、寝起きに強い運動はよくないので、最初は手足をぶらぶらさせたりして、だんだんと始めるほうがよい。夜に運動した場合は、すぐには寝つけないので就寝まで時間をあけ、入浴などでリラックスすることが必要だ。

がんばらない筋トレ

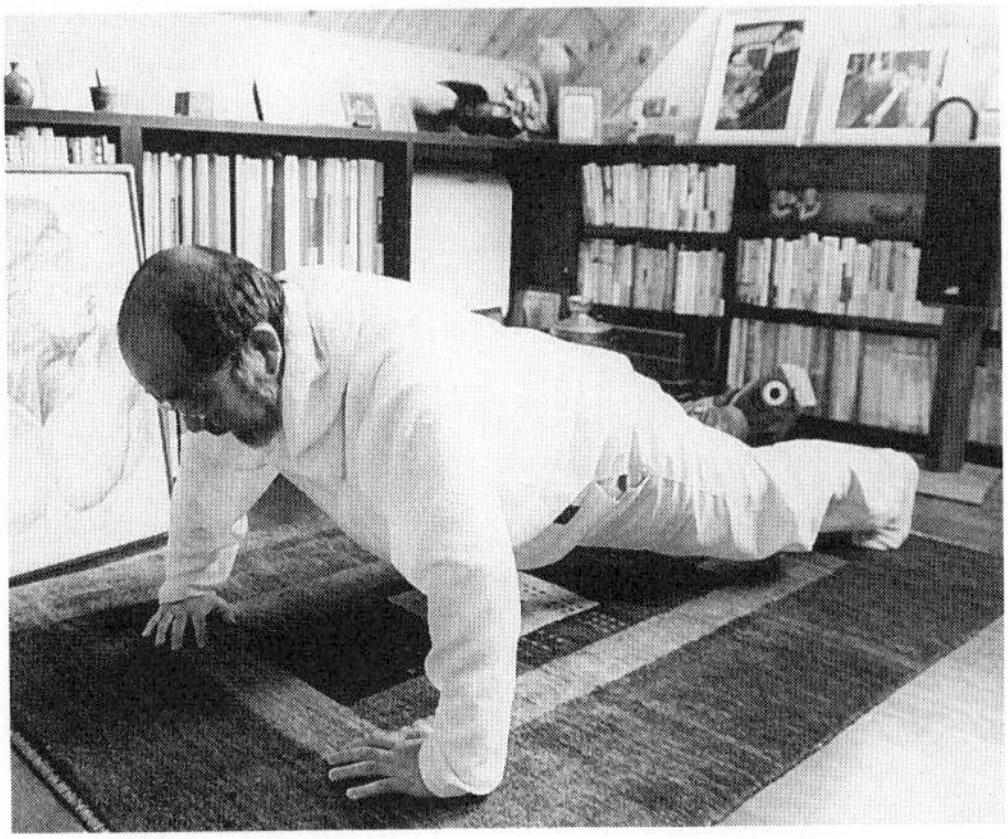

息を吸いながら腕立て伏せの屈曲位に入り、そこで姿勢を止める。かなり苦しい。スロートレの一つ。

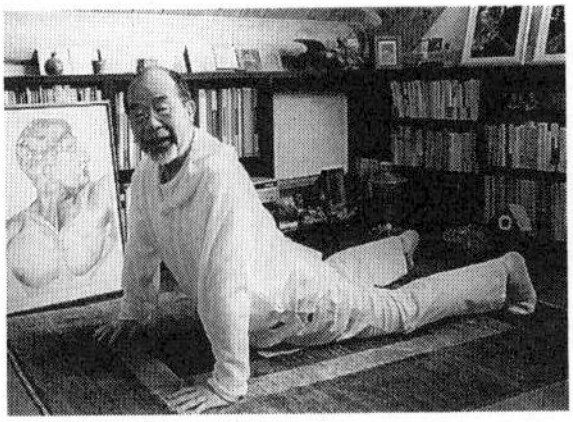

ドクターカマタの書斎裏の「男の隠れ家」で「ちょいトレ」。

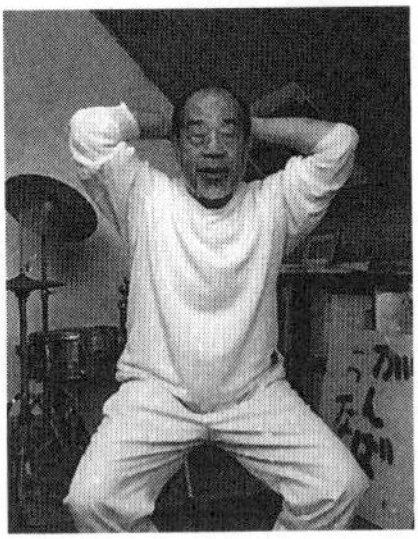

筋肉に負荷をかけるために、スクワットは途中で止める。

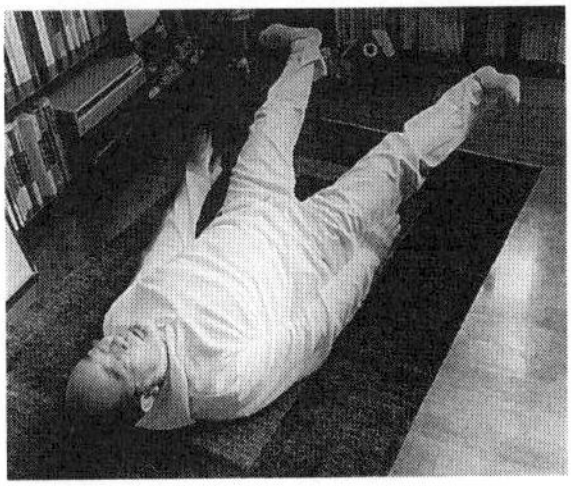

脚を伸展して開脚する腹筋運動。足首を屈曲させ、負荷をかけていることに注目。スロートレの一つ。

運動すればうつにも認知症にもなりにくい

運動が体にいいことはだれでも知っているけれども、運動の効果はそれだけではない。運動をすることで免疫機能が高まることも、忘れてはならない。心地よい疲労感が得られ、その夜にはぐっすり眠れるといったことも含めて、ストレス解消にもなる。体が丈夫になってストレスが解消されれば、日々を楽しく満足して過ごせる。

体と心はつながっているのだ。

さらに、脳の若返りにも運動はいいのだ。

脳を若返らせるというので、ゲームや塗り絵や計算などいろいろなことが流行している。ところが、運動こそが最も脳を活性化させるというはっきりとした研究結果が出ている。いちばん確かな脳の若返り法なのだそうだ。

脳科学の世界について知りたいことがあると諏訪東京理科大学の篠原菊紀《しのはらきくのり》教授に尋ねることにしている。最先端の研究結果をわかりやすく教えてくれるのだ。

篠原教授によると、筋肉を動かすだけで脳の活動は活発になるという。彼の研究室

脳を若返らせるいちばんの薬は「運動」であることがわかった

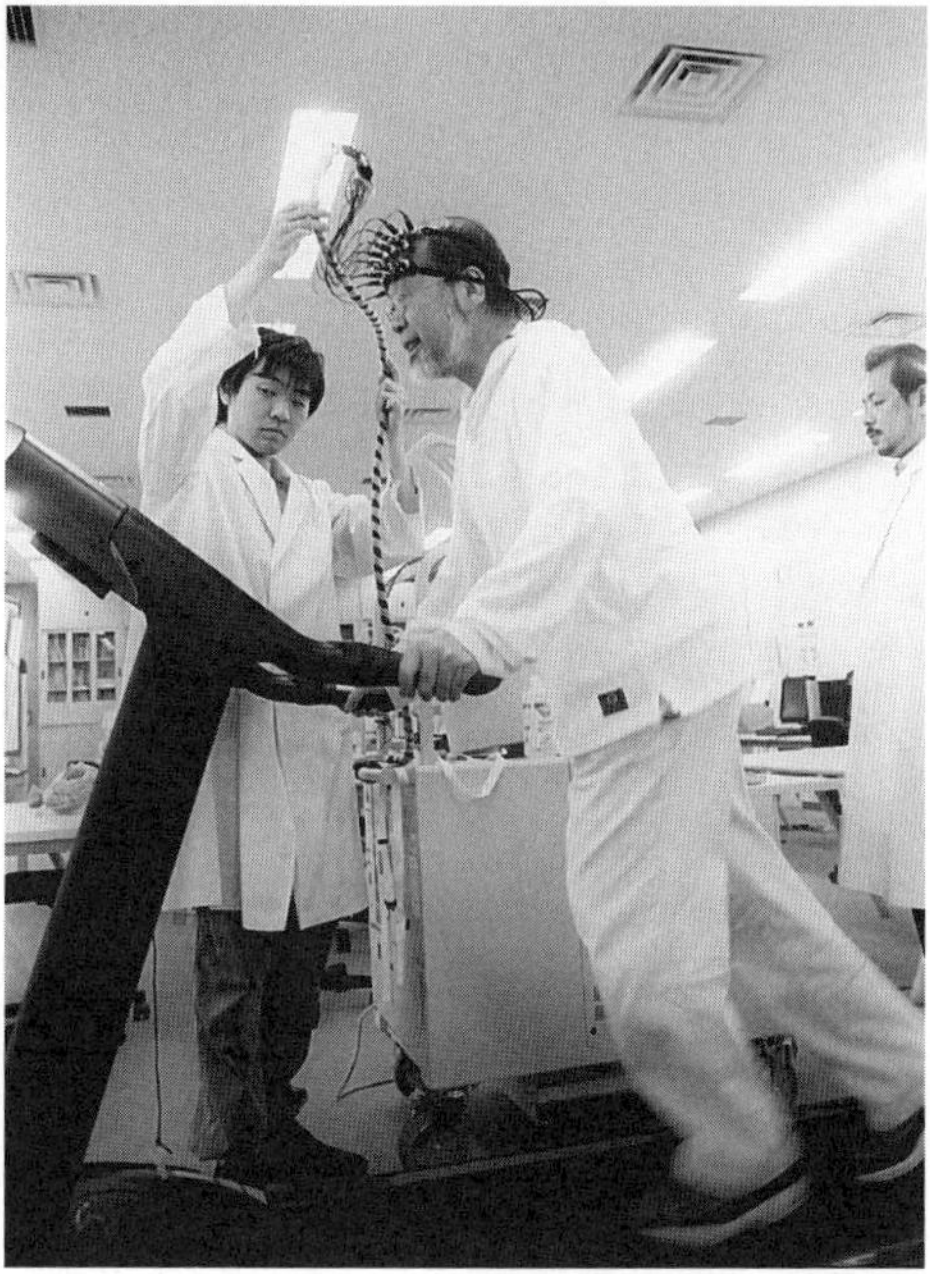

諏訪東京理科大の篠原研究室で、運動と前頭葉活動の関係を調べた。カマタ流の運動も脳によいことがわかった。

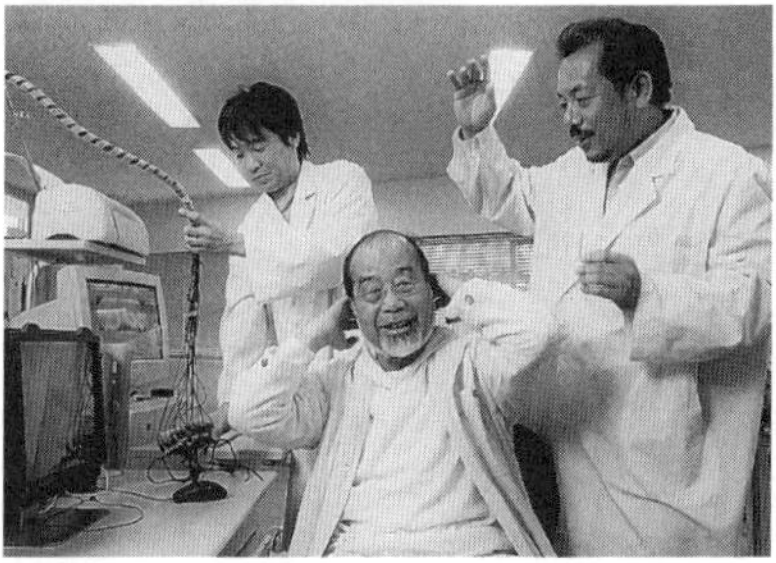

脳年齢を測る実験に挑戦。40歳と結果はまあまあ。内心ガックリ。

では、光トポグラフィという装置を使って脳の血流の状態を調べることができるのだが、それによると、簡単な筋トレやストレッチをすると前頭葉の活動が高まるという。好奇心旺盛なぼくは光トポグラフィをつけてカマタ流の運動をしてみた。脳が光るのだ。がんばらない筋トレは実は脳トレでもあった。

有酸素運動である歩行＝ウォーキングもとてもいい。篠原教授らは、長野県松本市で開催されている松本熟年体育大学の参加者の脳機能活性化を調べた。熟年大学はウォーキングを中心に健康づくりを進めているのだが、そのウォーキングが習慣になる前とあとで、**脳の前頭葉の機能を測るテストをしたところ、ウォーキングが習慣になるとテストの成績が上がる、つまり前頭葉が活性化されることが確かめられた。**さらにウォーキングは、前頭葉のなかでも意欲にかかわる脳に働くらしいという。とかくうつうつとしがちな人も、ウォーキングでやる気が出てくることが期待できるのだ。

ウォーキングだけでなく、ジョギングや水泳、サイクリングなどでも同様の効果があるらしい。有酸素運動では太ももの筋肉のように大きな筋肉を動かすので、血流がよくなって、酸素が大量に脳に運び込まれるからと考えられている。また、体を動かすと、「運動野」という運動をつかさどる部分の動きが活発になることも、関係するらしい。

驚くことに、運動は脳細胞を増やすというラットの実験結果もあるという。そのせいなのか、ウォーキングやそれより強い運動を週三回以上している人は、そうでない人に比べて認知症の割合が少ないというカナダの高齢者の調査結果もある。

うつ状態や認知症の予防に運動が効くのだ。

茅野市では、健康づくり運動の一環として一九八〇年頃から「歩け歩け運動」を続けている人たちがいる。篠原教授の話を聞いて、それが脳の若返りにも効果があったのだとわかり、なんだかうれしくなった。

歩きかたのコツ

今、茅野市では多くの人がウォーキングに励むようになった。松本熟年体育大学茅野市泉野分校は、二〇〇五年四月から始まった。厚生労働省と国民健康保険中央会の補助をもらい、インターバル速歩によるウォーキングを中心に健康づくり運動を始めた。

参加者は年に何回か体力測定と血液検査を行ない、自分の健康状態のチェックをし、自分にふさわしいプログラムを立てる。

先日、ぼくも出かけていってウォーキングを一緒にやりながら、参加者の感想を聞いてみた。

「体重が減った」。たくさんの人が口々に言った。

「便通がよくなった」「骨密度が上がった」「体脂肪率が減った」。なかには、膝が痛くて歩くときには足を引きずっていたのが、一年間、週四回続けるうちに足の痛みが消えたという人もいた。最初はゆっくりゆっくりだったのが、次第に速歩もできるようになったという。皆、続けてよかったと言う。

無理はいけないが、体脂肪を減らす運動効果を上げるために、そして前頭葉の刺激になるためには、ウォーキングであればかなりの早歩きが必要だ。歩きながらおしゃべりはとてもできない、というくらいのスピード。**ちょっと息が切れるくらいの速歩である。そういう早歩きと、リラックスした散歩のような歩きかたを、交互に繰り返すのがインターバル速歩の基本だ。**インターバルがだいじなのだ。

フィンランド・スタディという、フィンランドで行なわれた糖尿病一歩手前といえる耐糖能異常の患者さんのための生活改善プログラムの成果を見ても、それがよくわかる。五％以上の体重減、例えば六〇kgの人は三kgの体重減。一日三〇分の運動。食

二つの歩け歩け運動

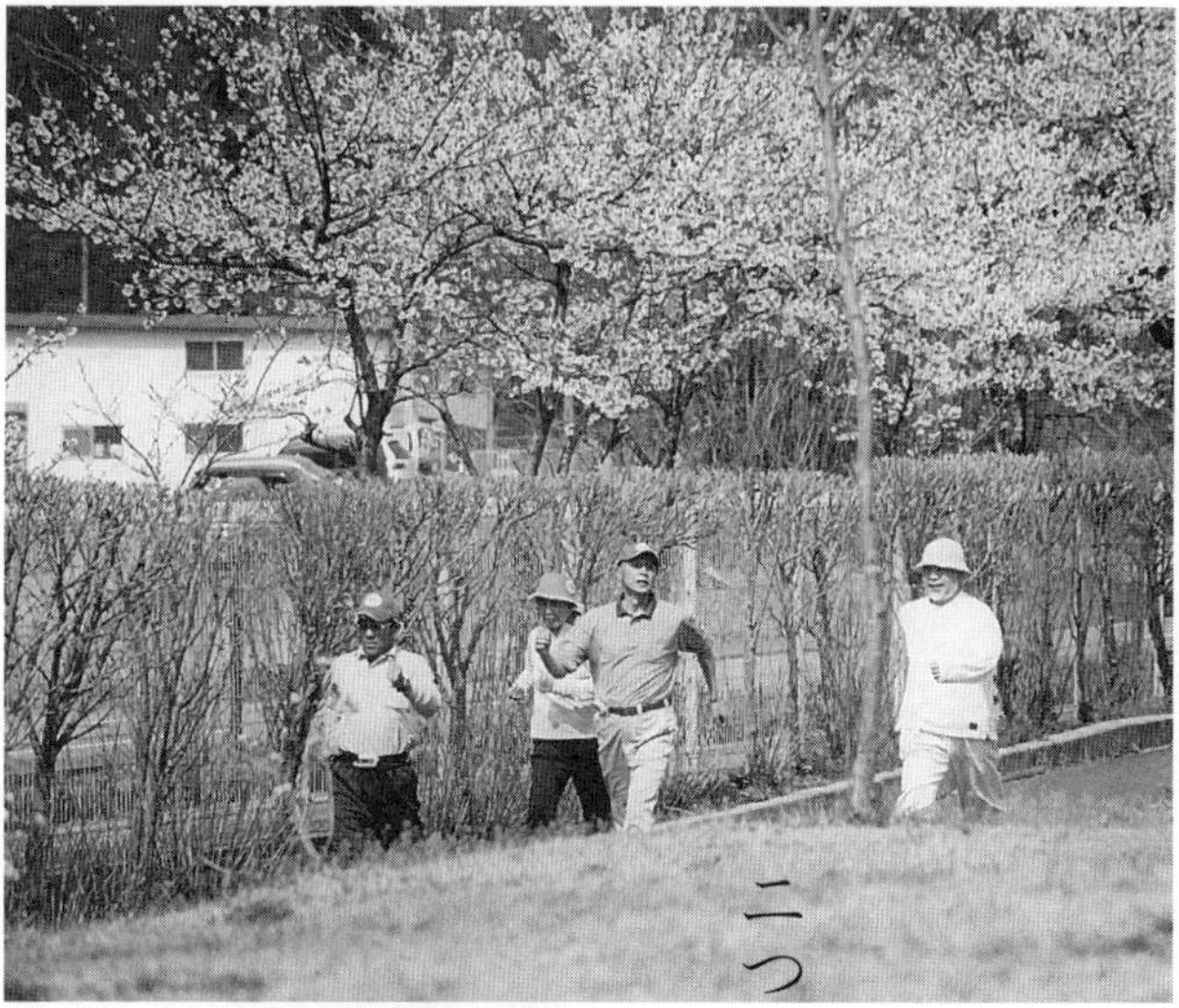

満開の桜の下で、インターバル速歩を実践するドクターカマタ。

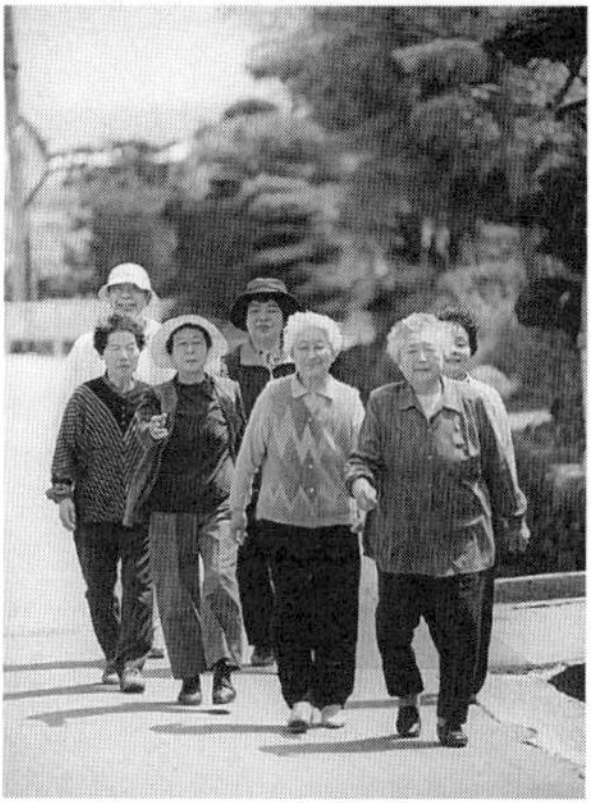

長年、ドクターカマタとともに健康づくりをしてきた仲間たちと歩く。104ページに紹介する「さわやか会」のみんなと。

物繊維の増量。脂肪摂取量の減少など多項目の達成で、糖尿病の発症は激減している。脂肪分の目標設定など納得しかねる目標もあるが、運動して、食物繊維を多くとって、肉を減らしてやせれば、糖尿病の体質があったとしても発症を防ぐことができるのだ。運動してほんの少しやせることがだいじなのだ。

運動を続けるコツ

運動は続けなければ効果がない。

熟年体育大学の参加者に続くコツを聞いてみたところ、仲間がいることと楽しいという感覚だという。

さぼりたい日も、「あの人もきっと来るから」という気持ちが出かけていくきっかけになる。定年後、会社での友人関係が希薄になっても、それに代わる人間関係がつくられることは強い。「運動」以外の他の助け合い、支え合いも生まれてくる。

もう一つの続けるコツは、運動を楽しむことだと思う。

運動をすると気持ちがいい。脳が刺激され、ドーパミンやセロトニンが分泌されることで快感を味わうことができる。その快感を味わったら、**運動は「細胞と脳が喜ぶダイエット」**になると思う。この感覚をとらえられれば運動は続けることができる。

脳科学の篠原先生も言う。「運動が続かない」とみんなが悩むけれども、続かないのがむしろ当たり前。人間というものは三日坊主が普通なんだ。しかし続けることで快感を覚えてしまうときがくる。気持ちよさを覚えれば、もう怖くない。運動は簡単に続けることができるのだそうだ。そこまでは我慢が必要。

病院の院長をやめたおかげで、月に一回はゆっくりできる週末があるようになった。毎日コツコツやっている明け方の二〇分の運動プログラムと違って、一～二時間ゆっくり体を動かす時間をつくる。心と体を一緒にリフレッシュする。

妻のサトさんを誘って冬はスキー、夏はテニスに行くようにしている。ラケットを振る、無心になれる、気持ちがいい。新雪のなかを無心で滑り降りてくる。汗を流したあとは温泉に入って、副交感神経を刺激して免疫力を高めて帰ってくる。これがぼくが元気な理由。運動がダイエットの中心だ。無理しないで体を動かすこと。これで肥満を防げる。ちょい太の人はちょい太を維持できるのだ。おお太の人は運動を毎日三〇分すればちょい太になれる。

無理なくできるのでリバウンドが起きない。ＢＭＩ二二ぐらいのスマートな人は、今の美しく若々しい体をそのまま維持することができる。アンチエイジングにつながる。

運動を続けることで前頭葉が活性化され、うつの予防になったり、認知症の予防になるのだ。

運動をとにかく続けよう。

第四章
健康長寿のコツが見えてきた
――沖縄、長野に秘訣が隠されている――

長寿県・沖縄の脱落

かつて沖縄は、長寿県として名をはせていた。ところが数年前、沖縄は長寿日本一の座を滑り落ちた。

二〇〇〇年の平均寿命は、女性は相変わらず沖縄が全国一位だったが、男性は五年前の四位から、なんと二六位にまで急落していた。これは全国平均をも下回るものだった。

地元沖縄では「二六ショック」として大きな衝撃が走り、全国の医療・保健関係者の間でも「沖縄ショック」として注目を集めた。

沖縄はもともと独特の文化をもつ地域だ。青い空と海、温暖な気候、温かな人情などなど沖縄にはたくさんの魅力がある。沖縄大好き。こうした風土、文化、豊かな食伝統的な食の素晴らしさもぼくたちを引きつける。

が沖縄の長寿を支えていたのだと思う。

ところが、実はじわじわと生活が変わっていたのだ。それがあるとき数字となって顕在化する。二〇〇〇年はそんな時期だったのかもしれない。

あらためて見てみると、沖縄は外食産業が盛んだ。

人口一〇万人当たり、例えばハンバーガーショップの数は全国一位の八・一九店。二位東京は七・八二店。ちなみに長野県は二四位で、三・七二店と沖縄の半分以下しかない。

飲食店の総数も沖縄は第一位。酒場・ビアホールは第二位。バーやキャバレー、ナイトクラブの数も、これまた一位。西洋料理店は第六位。アメリカの影響なのか、全体として想像以上の外食化、洋風化ではないだろうか。

沖縄はなぜ長寿だったのか

沖縄の現状を見る前に、ここがなぜ、かつては長寿の地だったかを考えてみた。

一つは、温暖な気候のなかで一年を通して野菜を栽培することができること。ミネラル分豊富な土壌で、ビタミンやカルシウムの多い**緑黄色野菜**がぐんぐん育ち、惜しげもなくさまざまな料理に使われてきた。

寒い地方や山間部のように漬け物にして保存する必要もなく、ダシを利かせた炒め煮など、少ない塩分で野菜をたくさん食べることができたのだ。新鮮な野菜が一年中豊富というのは、北国にとってはうらやましい限りであった。

男女ともに平均寿命最短県は青森。父、岩次郎の故郷なのでよく知っている。野菜がとれる季節は限られている。冬の保存食のために、豊かなおしんこ文化。信州にぼくが三二年前に赴任したときも、信州の野沢菜を少し甘塩にするのにどのくらい努力を傾注したか、苦い思い出である。

次には、沖縄が海に囲まれた島々だから、海の幸が多食されていたこと。魚食の民といわれる日本人だが、保存技術や流通速度が向上するまで、山間部では魚介は塩魚、乾物でしか食べることができなかった。ところが沖縄では庶民も魚介や海藻を食べることができた。**魚介や海藻**を積極的にとるというのは、今、ぼくがいちばん注目する長寿食の条件だ。しかも沖縄には、江戸時代から北海道の**昆布**が流通する経路があって、ヨードやカルシウムやビタミンの補給源になっていた。

もう一つ、日本のなかでは珍しく**豚肉**を食べる習慣があったことも大きい。もともと沖縄には豚を飼う習慣があったわけではなく、中国との交易でさまざまな食習慣がもち込まれ、一四世紀ごろから豚肉が食べられるようになった。しかも一頭の豚を皮から内臓まで、余すところなくていねいに食べていた。昔は特別な日に、豚や山羊《やぎ》を一頭つぶし、大勢で食べ、塩蔵保存もして大切に食べた。中国から脂抜きや塩抜きをする方法も伝わった。野菜や魚や海藻にプラスする優れたたんぱく源として、また微量栄養素の供給源として、豚肉の果たした役割は貴重だ。

豆類、豆腐なども、沖縄ではひんぱんに食べられていた。それも冷奴《ひややっこ》のような脇役としてではなく、**豆腐チャンプルー**のように野菜と炒めて食卓の主役になった。言うまでもなく豆類は良質なたんぱく源の一つ。たんぱく質と適量の脂肪がとれるということは、体力を保ち、感染症を撃退していくためにはとても大切なことなのだ。

野菜や大豆加工品をたくさんとり、魚介・海藻を食べ、肉もほどほどに食べる。調理法も塩分控えめで、昆布や豚肉のダシを利かせたものだった。こうしたことが幸いして、沖縄は健康長寿を誇ってきた。

かつての沖縄はそれほど大きな産業があったわけではないので、県民の多くは第一次産業に従事して、いくつになっても一生懸命働いた。そしてバランスのよい食事をとった。こうして戦前戦後を通して長寿の地となったのだ。

沖縄の長寿の秘訣は、野菜、魚、ほどほどの肉、海藻、大豆製品を薄味でバランスよく食べたこと。いくつになっても働いたこと。

都道府県別の平均寿命が把握されているのは大正時代からだが、一九二一年から二五年のデータを見ると、全国の平均寿命は男性が四二歳、女性が四三歳だった。このとき沖縄県は、女性は全国でただ一県五〇歳を超し、男性は全国二位の四六歳だった。それ以後、アメリカ統治時代は不明だが、沖縄はずっと長寿県として名をはせていた。

「沖縄ショック」をもたらしたもの

では「沖縄ショック」はなぜ起こったのか。原因を探った。

なんと沖縄は海に囲まれていながら**魚を食べなくなり全国で最下位**。野菜がたくさんできるのに食べていない。**緑黄色野菜では三六位、その他の野菜類も芋類も最下位**。人気のトロピカルフルーツが栽培できる地で、地元では果物も食べない。**果実類も最下位**なのだ。一方、**肉類はたくさん食べていて第一位**なのだ（都道府県別食品摂取量　国民栄養調査結果より。平成七〜一一年）。そのため、摂取エネルギーに占める動物性たんぱく質や脂肪の比率も全国一位で、栄養のバランスがどうもよくない。**沖縄ショックの原因は、肉食が多くなり野菜と魚を食べなくなったことだ。**

第二次世界大戦前から戦後のある時期までは、「栄養をとる」ことが健康・長寿にストレートに結びつく時代だった。沖縄のアメリカ統治時代が始まり、野菜たっぷりで魚介を食べ、肉もほどほどという沖縄の食に西洋的な食事が入ってきた。アメリカ風の肉や乳製品をとる食生活が入ったことは、当時はむしろ健康を保ち、長寿を得るためにはプラスに作用しただろう。

戦後から一九八〇年代においては、健康で長生きするために重要だったのは感染症対策だ。カロリーがとれていない、たんぱく質や脂肪という栄養素が不足していた時代、細菌やウイルスが引き起こす感染症はそれこそ命取りになる病気だった。栄養が十分なら免疫力で細菌やウイルスを撃退することができたからだ。

ところがアメリカ風の食事、生活スタイルが定着するにつれ、バランスのいい食生活が次第に崩れてしまった。

アメリカが沖縄に入り込んできたとき同時に入り込んできたのが、コンビーフやポークの缶詰であり、アメリカの牛肉だ。大量に格安で入り込んできた肉によって、沖縄の食は一九四六年以来、次第に変わっていった。

缶詰は安くておいしい、保存も利くというので、今も小学校の給食でも使われているほどに定着した。

野菜の炒め物や昆布の炒め煮よりも手っ取り早いハンバーガー、手間ひまかけて脂抜きして煮込んだソーキではなく、ステーキというわけなのだろう。食生活の転換は長い時間のなかで起こってきた。その蓄積が、文字どおり体の贅肉となったらしい。

二〇〇四年度にとうとう沖縄は肥満度で全国一位になった。

沖縄の食卓が変わり、食文化が変わり、五〇年以上たって平均寿命日本一という数字が崩れ落ちた。それが「沖縄ショック」だ。

「肥満は一夜にしてならず」。長寿も、長寿の砦《とりで》が崩れるのも一夜にしてならず。

長寿沖縄の復活へ向けて

「沖縄ショック」を生活習慣病予防の原点にしようと、沖縄では医療・保健関係者、マスコミを中心にさまざまな取り組みが行なわれ始めた。例えば「沖縄タイムス」は二〇〇三年に一年間、毎週日曜日連載の「長寿の島の岐路」という大型特集企画を組んだ。八部構成の第七部は「長野県に学ぼう」という八回の記事。わざわざ沖縄からぼくのところに取材にやってきた記者さんが、茅野市でのさまざまな健康づくりの取り組みを詳しく取材し、記事にした。

かつての長寿王国沖縄が、今日本一医療費が安く長寿の県となった長野の取り組みに謙虚に学ぼうというものだった。

以前の伝統的な素晴らしい長寿食を取り入れる動きも盛ん。そして新たな栄養情報に基づく食の見直しも行なわれている。「二六ショック」が反面教師となって、長寿県復活へ向けて地道な努力が始められた。

ぼくの大好きな沖縄。そこの食には、今もいい習慣が残っている。それは塩分の使用は相変わらず少ないということだ。**大人一人が一日に摂取している食塩量は九・七g。**最も使う山形県では一五・四g、わが長野県は第五位で一四・七gだ(国民栄養調査結果より)。

高血圧から動脈硬化を引き起こし、心筋梗塞や脳卒中に至る危険因子でもあり、胃がんの発症も増やす食塩のとりすぎは、沖縄にはない。その点では沖縄は今も日本をリードする存在だ。

この低塩のいい伝統を生かし、健康づくりが進むといいなあ。

それもただ栄養価の帳尻を合わせた食ではなくて、伝統のメニュー、「オバアの味」を復活してほしいと思う。

長寿県沖縄はきっと甦《よみがえ》る。

長野式、ぴんぴんころりの秘密

かつての長寿県沖縄と交替するように、長野県が注目を集めるようになった。男性の平均寿命は全国一位で七八・九歳、女性は全国三位で八五・三歳、男女合わせて日本一の長寿の県といわれる。しかも老人医療費が全国一位の低さである。

長寿県であれば老人が多い。老人医療の対象者が多いわけだし、老人医療費が高くなって当たり前なのに長野は低い。老人の受診率が低いし、医療を受けるときも治るまでが早い。入院日数も全国一短い。そこで「長野のお年寄りは元気で長生き。うらやましいですね」とほかの県の方に言われる。

長野県が昔から健康長寿だったわけではない。ぼくが東京からやってきた三二年前は、長野県は脳卒中の多発地帯で、脳卒中死亡率では秋田県に次いで全国二位の高さだった。特に茅野市は、冬の寒さと塩分摂取量の多さから、県下でいちばん脳卒中の多い地域だった。ちなみに一九七五年の長野県の平均寿命は男性が全国四位で七二・四歳、女性が全国十六位で七七・〇歳。今ほどの長寿ではなかった。

なんとか地域の脳卒中の死亡率を下げたいと思った。そのために病院に脳外科を開設し、新しい検査機器や治療法を導入した。しかしそれだけでは不十分だ。大切なのは脳卒中にならないようにすること。そのために内科外来で、生活指導をていねいに行なった。病院のなかにいて患者さんを待っていてはダメだと思って、保健師さんや地域のヘルスボランティアの保健補導員とともに、「健康づくり運動」に取り組んだ。

まず始めたのは脳卒中予防の講演会。といっても堅苦しいものではない。公民館やその分館の「寄り合い」に出かけていって、健康についての話をするのだ。公民館の分館は当時、全部で九三あったが、病院の医局に市の地図を貼り、回ったところに赤いピンを打っていった。一年間に赤ピンが八〇近く輝いた。

集まった人々を前に、血管をダメにする七悪と血管を若返らせる三善を語り、どうしたら減塩できるのか話した。またお年寄りの寝起きする部屋だけは暖房をつける「一室暖房運動」を進めていった。

一生懸命話し、みんなも熱心に聴いてくれた。話が終わって「いい話を聞いた。じゃあ、お茶を」となると、お茶請けにたっぷり醤油のかかった山盛りの野沢菜が出てくる。「何のために話したのかわからない」なんて笑えない話があった。

初めはあまり反応のなかった活動だったが、年間八〇回もの講演を二年三年と続けるうちに、市民の生活習慣が変わってきた。お茶請けがいつの間にか寒天料理やりんごになった。

「歩け歩け運動」が始まった。多くのグループが取り組み、やがて自然消滅して個人で歩くようになったグループもあるが、穴山地区の「さわやか会」のようにその後二〇年以上も続いているグループもある。こういう熱心なグループがあると、彼らの姿を見かけた地域の人も歩くようになる。おじいさん、おばあさんがあぜ道を歩く姿がよく見られるようになった。

やがて脳卒中が少しずつ減り、地域全体が健康になっていった。

生活習慣が変われば健康になれることがわかった。

ぼくが三二年前に地域で展開した「七悪三善一コウモリ」は、最近言われだしたメタボリックシンドロームに似ていることがわかった。野菜と魚を多く、海藻ときのこ、大豆をとって、肉と塩を少し減らして、運動すること。

健康づくりに地域に出て行くなかでぼくたちは、「寝たきり老人」が、すでにいることに気がついた。患者さん本人も家族も、困難のなかにいた。大学では寝たきり老人のことを教えてはくれなかった。病院のなかにいたのではその実態はわからなかった。

そこで全国に先駆け、在宅医療や訪問看護を始めた。さらに、介護に疲れている家族を一日でも休ませてあげようと、おそらく日本で初めてだったであろう老人デイケアを始めた。病院の古い図書室を利用し、多くの市民にボランティアとして参加してもらって、デイケアがスタートしたのは二十数年前だ。

健診よりも大切なこと

長野県がすでに長寿県の仲間入りをしていた一九九四年、長野の老人医療費が日本でいちばん少ないというので、国民健康保険中央会がその理由を探る調査を行なった。ぼくも委員の一人としてその調査研究にかかわった。

医療体制や保健活動、食生活などについて各種データが集められた。いちばん影響を及ぼしたのはなんだったと思いますか。

驚いたことに老人就業率だった。

信州では働くといっても農業が主。北海道と違って小さな農業。土いじり—汗をかく—いつまでも若々しい体—生きがい—健康で長生き。

長野も沖縄も豊かな県とはいえない。しかし、いくつになっても働いていたのがよかったのだ。それでは都市に住んでいる人はどうしたらいいのか。代わりは有酸素運動なのだと思う。自分の生活のリズムのなかに、快適な汗をかく時間を組み入れるのがだいじなのだ。もう一つ、体を動かしての生きがいづくりはボランティア活動。

とても重要なこととして挙げられたのは、保健補導員という活動が長野県にはあったことだった。

保健補導員とは、一～二年ごとの交替で女性が務める地域のヘルスボランティアで、保健師さんと一緒に健康づくり運動を企画、立案、実施する人たちだ。長期戦の健康づくり運動のなかでは、ぼくたちと一緒に活動してくれる頼もしい存在だった。

実はそのころ、長野県の健診受診率はそれほど高くはなく、全国でも中位だった。しかし健康診断そのものよりも、健康への意識をもって日々の暮らしを変えるということが、健康につながっているのだと思う。そこに保健補導員の果たした役割はとても大きい。

健康診断は受ければいいというものではなく、それをスタートに自分の生活習慣を見直すことなんだ。

減塩はとても重要だが、健康にかかわるのは食事だけではない。労働、運動、休養、余暇、教育、家族、環境、社会的な存在としての自分……そんなさまざまな要素がかかわり合って健康はつくられる。そして健康になろうとする意思が自分の内側から出てきたときに、初めて意識が変わり、生活習慣や生きかたを変えることができる。単純に一つのものだけで健康が守られているのではないことを、みんなで理解し合った。**健康のためなら死んでもいい**と思っている健康オタクがいる。大きな間違いである。

忘れてならないのは、健康は目標ではなく手段だということ。

目標は自分らしく幸せに生きること。そのために健康が必要なのだ。

ちょっとぐらい病気があっても、負けない

本当の健康とは何かを考えるとき、紹介したい人がいる。

原ますよさん。茅野市宮川地区に住む八七歳（二〇〇六年現在）。原さんはヘルスボランティアの保健補導員のＯＢであり、長らく食生活改善推進委員を務め、地域に貢献してきた。ぼくたちの健康づくり運動は、原さんを抜きにしては語れないというくらい、お世話になった。

原さんは二九歳のときに大病を患い、食生活の大切さを身をもって知った。もともと若いころ栄養学校で学んでいた原さんだったが、食生活を変えるには知識だけでは

ダメだと思い、料理を一から見直したいと独学で調理師免許を取得、地域で栄養改善の草の根グループをスタートさせた。昭和三四年のことだという。当時は栄養のことなど考えることもなく、一般家庭ではまだまだ食べることに精一杯の時代だった。そんななかでの栄養改善運動は、のちの食生活改善推進委員、「食改さん」の先駆けである。

栄養バランスという考えかたを普及させるために、食べ物を主食、たんぱく質、野菜の三つに色分けし、わかりやすいパンフレットを作り栄養指導する。自分の鍋、釜を公民館に持ち込んで、年間三〇〇回も料理教室を開いた。だが、栄養指導は「他人の鍋のなかをのぞくようなことをして」と敬遠されたりもした。農繁期に一週間、忙しいお嫁さんの代わりにと栄養バランスのいいお弁当作りをしたら、「そこまでされては」と怒られた。

減塩を説いて「味噌汁の味噌は薄めに」と話していたら、味噌屋さんに文句を言われたこともあった。原さんたちの奮闘ぶりをうかがわせる「伝説」は数々ある。ぼくたちは今、味噌汁は優れた大豆製品と評価して、毎日飲むように勧めている。

原さん自身も血糖値が高い時期があったが、見事に運動と食物繊維の多い食事で克服しつつある。栄養と運動の注意で間違いなく生活習慣病は克服できる。

地域の食生活を変えた「食改さん」の活動

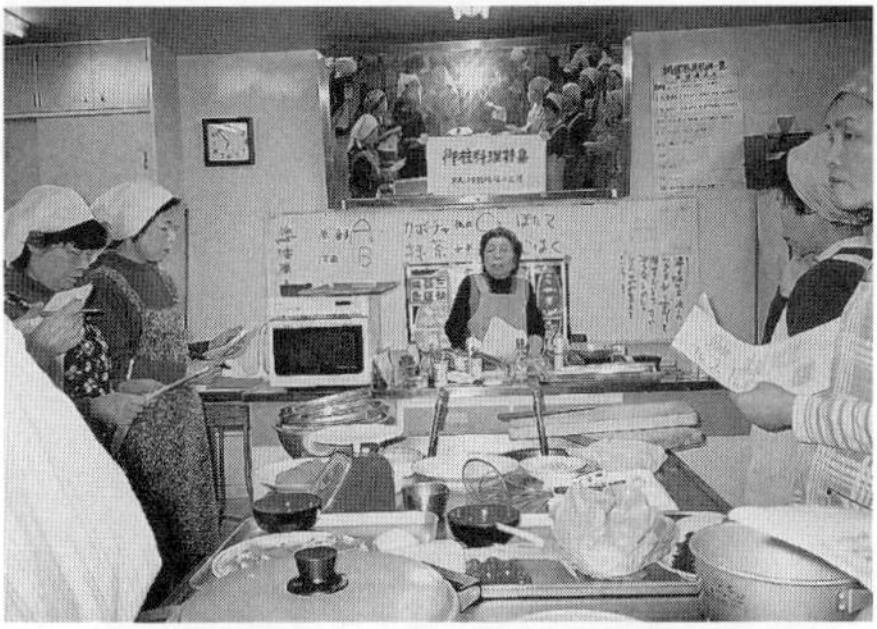

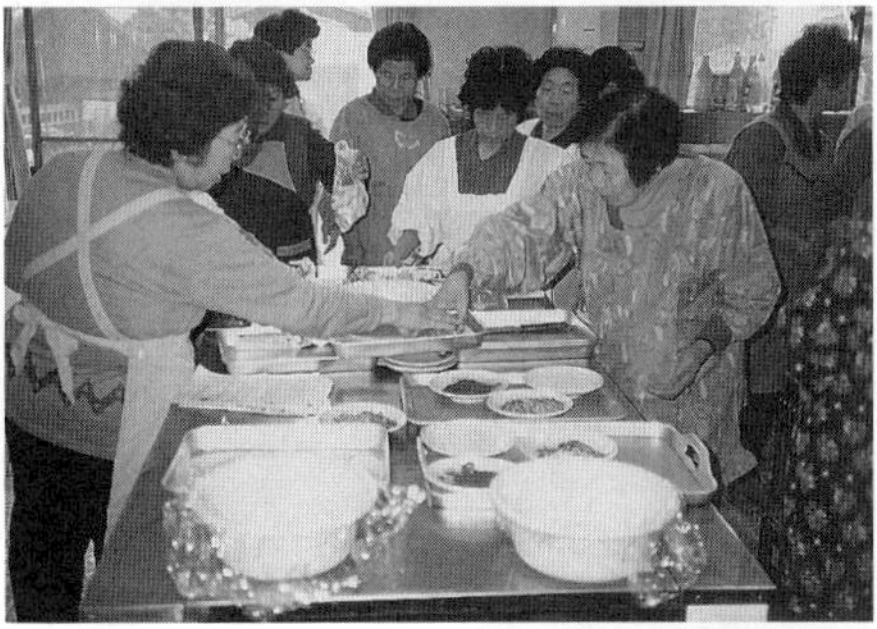

「食改さん」の先駆け、原ますよさんの活動は今も続く。茅野市原村の「小・中学校栄養士・給食員会」で、寒天、凍豆腐など地場食品の料理講習会（写真上　2005年）。障害者料理教室で、御柱祭のおもてなし料理を指導（写真中　1997年）。御柱祭に県の食生活改善推進協議会関係者を招き、栄養バランスのいい料理を披露する（写真下　1987年）。

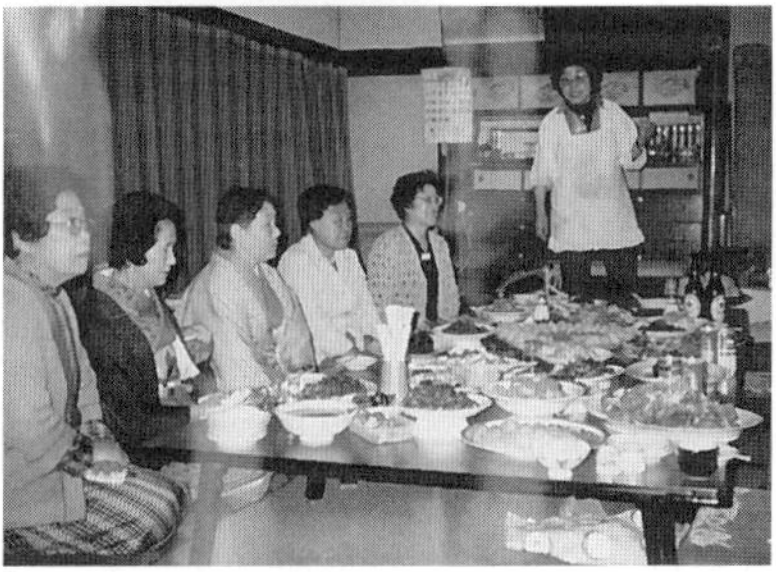

原さんは、ぼくたちの考える「できるだけ薬を出さない」「注射をしない」医療を、すぐに理解してくれた一人。生活を通して健康になることの大切さを、原さんたちはよくわかってくれた。

「この地域は放置した高血圧症が多い。だから脳卒中が多い。脳卒中を減らすためには高血圧をコントロールしましょう」というぼくらの呼びかけを、わかりやすく地域の人たちに伝えてくれた。地域の健康づくり運動を実際にやってくれたのは、原さんたちのような保健補導員さんであり、食改さんだったのだ。

原さんは八七歳になって、さすがに足腰が疲れやすくなってきたという。けれど元気、ますます意気盛ん。趣味のゲートボールで体を鍛え、食生活改善運動にかける情熱が衰えることはない。従来の活動に加えて、男性、高齢者、障害者向けの料理教室を開始。ますますフィールドを広げている。

ぼくのところにも、寒天を使った新しいメニューや黒豆を使ったデザートなど、いろいろな試作品を持ってきてくれたりする。原さんの「揚げてないコロッケ」は、ほんの少ししか油を使っていないので、安心して食べられる。

健康とは原さんにとってはまさに手段である。糖尿病も患っているし、一時期は腎臓も悪かった。けれど、糖尿病も食事療法と運動療法で、一〇年以上、完璧にコント

寒天料理普及に貢献した原ますよさん

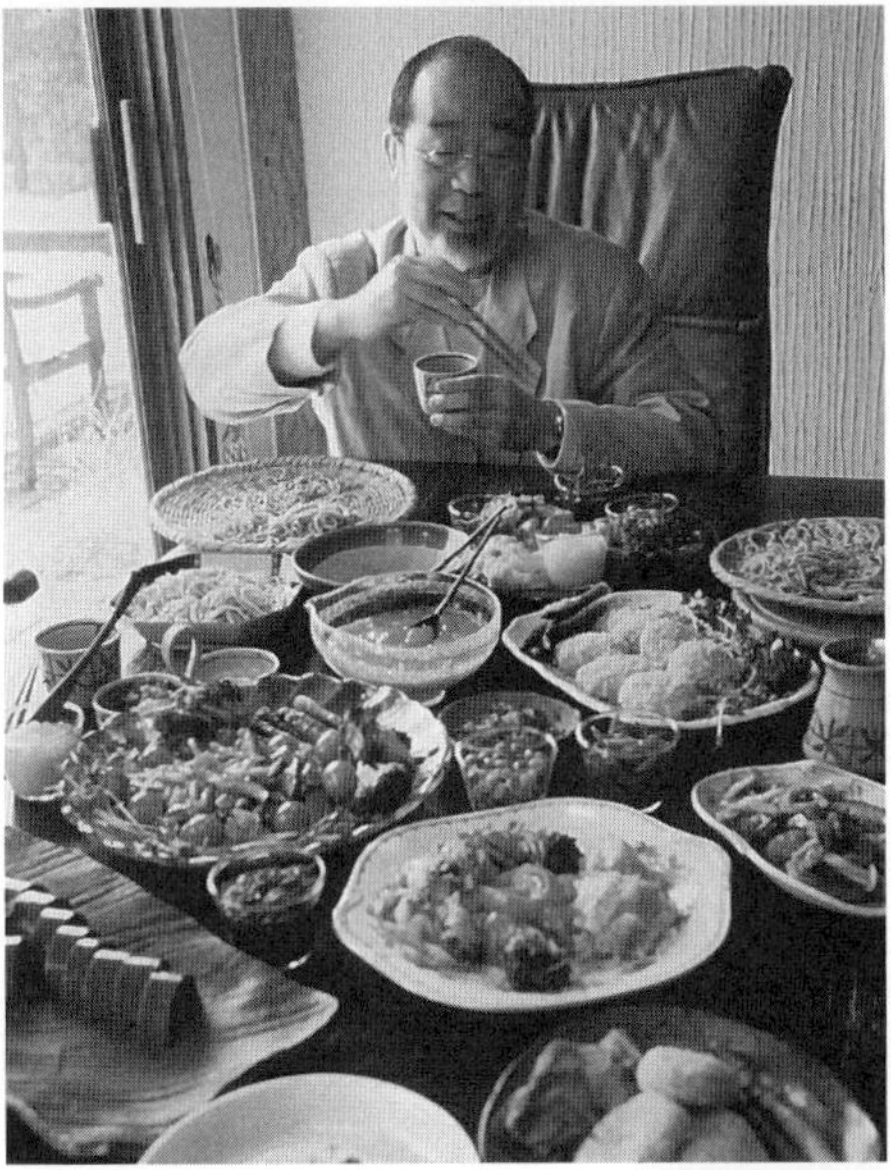

原さんの寒天料理がテーブルいっぱいに広げられた。カロリーは少なく、美しく、おいしい、幸せ料理。

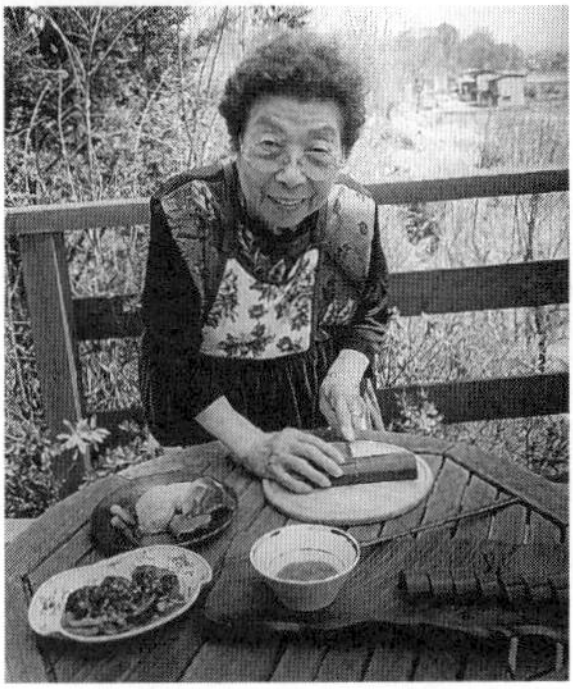

原ますよさん、87歳。今も健康づくりと寒天料理に意欲的に取り組む。

ロールしている。そして自ら学んだことを地域に役立てようと日々格闘する。地域の幸せのために活動を続けている。地域のために生きるという希望をもって、健康を手段として歩み続けている。

病気があっても、こういう人は健康といえる。病気があっても健康って、あるのだ。病気に負けないこと。

病気に支配されないこと。病気をあなたがコントロールしていることがだいじ。あなたならできる。必ず。

第五章

がんばらないマクロビオティックとスローフード

――土地の産物には命が宿っている――

肉食が多いと暴力的になる

以前、ぼくは「クロワッサン」という雑誌で久司道夫《くしみちお》さんと対談をした。

久司さんは「マクロビオティック」という食生活の指導者で、長年アメリカでその普及に務めてきた人だ。アメリカの医療事情、食生活事情にもとても詳しい。日本人で初めてスミソニアン博物館の殿堂入りを果たした。アメリカで最も著名な日本人。

「健康の根本は日々の食です」と久司さんは言う。

「病院は症状が出てから行き、治療する所。そういう意味では、健康であればお医者さんはいらない。本当はお医者さんがいらない社会のほうがいいでしょう?」

ぼくも同感だ。日々、みんなが健康に過ごせていて、病気にならないように注意していれば、いつもいつも病院に行く必要はない。いざというときのために病院があればいい。

久司さんは、アメリカでは病院のありかたが問題になっているとも言う。

「不適切な医療、院内感染などいろいろな問題がありますが、なにより食事が実に悪い。お医者さんも患者さんの食事指導をしない、できない。だから患者さんたちは代替医療を求めています」

東洋医学やヨガ、アーユルベーダなどが求められているし、なにより食事療法に取り組みたいと考える人が多いのだという。

「そこでマクロビオティック、あるいはマクロビオティック的な食をしたいという人がどんどん増えているのです」

今、アメリカを中心に世界で四〇〇万の人たちがマクロビオティック食をとっていて、マクロビオティック的な食事となるとその何倍もの人がとっているそうだ。うん、なるほどどと思った。

マクロビオティックとは、日本の伝統食を基礎にした自然食といえる。マクロは大きい、ビオは生命。大いなる生命を意味しているらしい。ぼく流に解釈すると、穀物、特に全粒穀物を主食とする、オーガニックで季節に合った食材を季節に合った調理法で食べ、たんぱく質はなるべく植物性食品からとる。

脂肪の摂取量を減らし、ビタミンやミネラルなどはサプリメントではなく、なるべく食材からとるなどの特徴がある。結果的に**食物繊維をたくさんとっている。**

驚いた。これはぼくらが長野でやってきた健康づくりの食と似ているじゃないか。ぼくがダイエットのために心がけている食事と、ずいぶん重なるではないか。

ぼくが最近よく食べるのは玄米だ。白米はうまいが、体にいいのは繊維やミネラル、ビタミンが豊富な玄米だ。ただ、玄米はぼそぼそしてなかなかなじめない。ぼくは納豆ご飯が好きなのだが、ねっとりとした新米の白米に納豆をかけて食べるあのうまさは、玄米では味わえない。**ところが、玄米に寒天を入れて炊き上げると、これがうまい。もちもちとやわらかくなって、玄米納豆ご飯も玄米生卵ご飯もぐんとおいしくなる。玄米プラス寒天で健康効果はパワーアップする。**

ときには玄米を休んで、白米に五穀米をまぜて食べることがある。黒米や赤米をまぜてもうまい。今、古代から食べられてきた黒米、赤米が見直され、各地で栽培されているが、例えば黒米は白米と比較して食物繊維が七倍もある。カルシウムは三倍、ビタミンB_1が五倍。カテキンやタンニンが入っているので、がんを抑制する作用もある。血圧も下げてくれる。ぜひ取り入れたい食品の一つだ。

こうやって例えば主食に全粒穀物を取り入れることで、マクロビオティックに近づく。旬の野菜を食べる。豆類やその加工品である豆腐などを積極的に食べる。伝統的な塩、味噌、醤油、酢などの調味料を使う。味噌は特に大事にしている。

米国向け味噌の輸出が拡大している。大変な日本食ブームなのだ。ロサンゼルスだけで三〇〇〇店の日本食レストランがあるという。ヨーロッパもロシアも東欧も和食ブームなのだ。特にモスクワの和食ブームはすごい。

肉はなるべく控える。こうしたことを心がけている。これは糖尿病予防の食でもある。つらくないから、長く続けられるところがいい。

もちろん本式のマクロビオティックは、厳密にはいろいろ難しいきまりもあるようだ。しかし、ぼくのようにがんばらない人間には、本格的な格式の高いやりかたは無理だ。今ふうに言えば「プチ・マクロビオティック」でちょうどいい。

がんばらなくても続けられることがだいじ。医師の立場からすると、厳格にやりすぎるとちょっと心配。少量の豚肉が長寿沖縄をつくったように、たまには肉を食べたほうがよいと思っている。

マクロビオティック食が興味深いのは、「〝心身〟の健康法」ということだ。ぼくが『がんばらない』『あきらめない』などで繰り返し語ってきた、心と体はつながっていると同じことを言っている。久司さんは、食事によって人は性格や考えかたも変わると言う。肉食を好んで毎日のように食べている人は好戦的になると話してくれた。

「肉食が多いヨーロッパ、アメリカでは、肉食の少ないアジアの三〇倍近くも戦争が起きています。欧米のように肉食を続けると、個々がバラバラになる。牛を飼っているところを侵されると、牛を守ろうとして闘うようになる」

昔、テレビで見た「ローハイド」の世界だなと思った。ローハイドは牛を守るために毎週闘っていた。がんばり続けた。がんばると闘いが始まる。

「肉食を続けると、力によって問題を解決しようとします。ところが、穀物を食べていると、和の思想、互いに助け合う意識が生まれる。穀物の穂にはたくさんの実がなるでしょう。その穀物の習性が自然と身についてくるのです」

確かに人と競争したり、蹴落《けお》としたり、がんばりすぎたりは食が動物性に偏《かたよ》ってきたときに起こるようだ。野菜やきのこ、海藻を食べるようにしていると、競争より「共存」という意識が強まるような気がする。

「人間は環境と食べ物によってできています」と久司さん。「環境は一人の力で正すことは難しいけれども、食べ物を変えることは自分でできます。食べ物を変えて健康になる、平和な心になる。それが私の願いです」

命、環境、平和はつながっていると、ぼくは思っている。だから地域の健康のことを考えながら、チェルノブイリやイラクの子どもたちの命を救援し続けてきた。NPOからチェルノブイリに八十数回の医師団を派遣し、約十二億円の薬を送ってきた。

二〇〇四年からイラクの四つの小児病院に毎月三百万円ほどの薬を送っている。久司さんの言葉はすっと胸に落ちた。

ファストフードとスローフード

「スローフード」という言葉が定着してきた。スローフードという言葉の響きが、のんびりしていて好き。

手早く提供されて、手早く食べられるファストフードの代表的な食べ物といったらハンバーガーだ。一九五五年、アメリカのイリノイ州で、あるハンバーガー店が産声を上げた。その後、あっという間にチェーン店は世界中に広がり、日本に上陸したのは七一年。九〇年にはモスクワに一号店ができた。

九一年、ぼくがチェルノブイリの子どもたちの支援のために初めてモスクワに行ったとき、アメリカのハンバーガーチェーン店は長蛇の列だった。当時、まだ共産主義政権だったソビエト連邦に住む人々は、ハンバーガーに憧《あこが》れていたのだ。

ファストフードは各国でさまざまな文化を変えた。便利でおいしくてクセになりそうな、世界中どこでも均一の味。

脂肪が多くて口当たりよく、ついつい食べたくなってしまう。ハンバーガーを頼めばポテトフライを勧められ、コーラや甘いジュースとセットで安い。作るのも大量生産で合理的だ。

けれどつまらないなあ、とぼくは思う。つまらないだけならまだしも、どうもハンバーガーなどのファストフードが、世界中で肥満の原因となっている可能性がある。長寿伝説沖縄の崩壊を思い出してほしい。沖縄は日本一、ファストフード店が多い県になって長寿日本一から脱落した。

アメリカでは四歳から一九歳の子どもの三分の一が毎日ファストフードを食べているという、アメリカ小児科学会の驚くべき報告を見た。子どものころからのこうした食生活が、肥満をつくっているのは間違いないだろう。日本では毎日という子はまだ少ないかもしれないが、それでも事情は似てきている。

地方の小中学生の四割が朝食を週一回以上、一人で食べている。その傾向は学年が上がるごとに増え、中学生では五割を超える。一人で食べるのは好きなもの、簡単なものだ。肉まんをチンして食べる、ケーキを食べる、スナック菓子だけ、ジュースだけ……。そんな子どもの朝食が増えている。朝食のファストフード化だ。

二〇〇四年に行なわれた国民健康・栄養調査で、二〇歳未満も含めて朝食の欠食率が約一一％だった。一日の食事が二回になることで成長期の子どもに栄養の不足することが心配。

血糖値の上昇が、脳細胞を目覚めさせる。学校へ行っても、朝、ボーッとしている子どもになってしまう。食事が二回になるので、かえって肥満になりやすいといわれている。

小児肥満はここ二〇年ほどで二～三倍に増加し、小学生の八～一〇％が、肥満といわれるようになった。丸々と太った赤ちゃんはかわいいものだが、三～五歳ごろから少しずつやせてくるのが正しい成長過程だ。

身長が伸び、やせてくるべきときに肥満だと、その後の成人肥満につながる可能性がある。子どもの肥満は将来のメタボリックシンドローム予備軍、あるいは糖尿病や高脂血症の予備軍でもある。

すでに子どもや少年の糖尿病が確実に増えている。若年性糖尿病は、これまでは遺伝的な資質など、すい臓の細胞に問題があって起きる1型糖尿病だったが、今増えているのは大人がなるような生活習慣、肥満が影響する2型糖尿病なのだ。

子どもの肥満には、個食化やファストフードや甘い菓子、清涼飲料水の問題が大きいと思う。

健康志向が高まっている。雑誌でもテレビでも健康番組や健康特集が人気だ。「食をだいじに」「肥満を解消」「野菜をたくさん食べよう」と、とてもよいことを言っている。ところがせっかくの「健康ブーム」は、ちっとも現実の生活に反映していないようだ。それが子どもたちの肥満に表れている。

手作りのすすめもはやっていて、味噌や豆腐の手作りが人気だそうだが、一方でデパートやスーパー、コンビニの惣菜が売れている。外食と家で作る「内食」の間というので、買って帰る弁当や惣菜を「中食」というのだそうだが、これが大変な人気だ。忙しい人にとっては便利で助かると思うが、それにしてもひんぱんになると栄養バランスも悪くなるだろう。これもファストフード化といえるのではないか。

健康に関心があり食に関心があるなら、スローフードにもう少し目を向けてほしい。

古くからあるその土地の食べ物には、命が宿っている

スローフードとはなんだろう。難しい定義はさておき、ぼくは、その土地で長年食べられてきた食べ物を大切にする文化だと思う。ファストフードと違い、スローフードは食べるまでに時間がかかる。面倒くさい。

けれど、庶民が工夫し作り上げてきた食べ物、食べかたには、栄養も文化もたくさん詰まっている。その土地が産み出し育んだ自然の恵みを、先人の知恵を生かして食べる――これは人の命を守る三つのつながり、人と人のつながり、人と自然のつながり、心と体のつながりと重なってくるのだ。

諏訪中央病院からは、遠く八ヶ岳の山々がパノラマのように広がっている。茅野の人々は皆、八ヶ岳が大好き。その山並みや広がる森を見ているだけで元気が出てくるという。人と自然はつながっている。だからぼくたちは病院を建て替えるときに、その自然環境と立地を最大限に生かした建物にした。

食べ物もそう。こんなことがあった。

がんの末期の患者さんに「何か食べたいものは」と聞くと、ビフテキなどと言う人はいない。「じごぼうをもう一度食べたい」と言う人がいた。身土不二。体と土はつながっている。昔からその土地にできる食物には、見えない命が宿っているのだろう。食文化を大切にしなくちゃあ。

じごぼうは信州のカラマツ林に生えるきのこの一種で、少々気味の悪い形をしている。あまりに形が悪いので流通しにくい。

お年寄りにとってはなんとも忘れられない味らしい。スタッフが林に採りに行って食べてもらった。すると翌年の秋に「去年、じいちゃんが亡くなる前にじごぼうを食べて、涙を流して喜んだから」と、その家族がじごぼうを緩和ケア病棟に持ってきてくれたのだ。看護師さんたちがそれを味噌汁にして入院している患者さんや家族にふるまい、ぼくたちスタッフもお相伴にあずかった。そんな命のつながりがある。

いい「食」は人と自然のつながりを結んでくれる。いい「食」は人と人とのつながりを築いてくれる。いい「食」は体と心をつなげてくれる。体を健康にしてくれると同時に、心を幸せにしてくれるのだ。

作物を病院に持ってきてくれる人もいる。柿沢さんもその一人で、**有機農法でこだわりの人参**を育てていて、その年の最初の収穫をまず病院に持ってきてくれる。手をかけた料理にしないでゆでるぐらいにして、甘くておいしい人参をそのまま患者さんにお出しする。料理の横にぼくが筆で、どんな思いの人参なのか、メッセージを添える。こういう心のこもった料理もまたスローフードだと思う。

昔がいいばかりではない。日本人は長く栄養の足りない貧しい時代を過ごし、平均寿命も短かったし感染症にも弱かった。だから昔の食べ物はなんでもいい、それだけを食べていればいいとはぼくは思わない。現代にマッチさせることがだいじ。

栄養バランスのよい食卓に**スローフードを取り入れることで、人と人、自然**

と人、体と心のつながりを実感できる。スローフードの優れた栄養効果を生かしたいと思うのだ。

自らの糖尿病を克服するために生活を変える

信州にはすごいスローフードがたくさんある。小林一茶さんが一生懸命作っている蕎麦《そば》もその一つ。

俳人の一茶ではない、一茶と書いてひとしと読む。大病を克服した蕎麦名人の話をしよう。

小林さんは地元でサラリーマンとして働いていた。高度成長期、モーレツ会社人間こそが時代の最先端であり、小林さんもまさにモーレツに働いた。自分は健康だと思っていたし、食生活も気にかけず休日も自ら進んで仕事をした。ところが四〇代で糖尿病になった。そのうえ、風邪が引き金となって心筋炎が起き、倒れてしまった。今も無理をすると心不全になりやすい。

糖尿病を克服しようと小林さんは生活を一変させる。だれも使わなくなって放置されていた農地を利用して、蕎麦栽培を始めたのだ。

水と空気がきれいで寒暖の差が大きい茅野は、もともと蕎麦作りに向いた土地だった。けれど、換金作物の必要性が高まるにつれ、徐々に高原野菜に取って代わられてしまったという。

小林さんの蕎麦作りは独学で、ほとんど一から始めたようなものだ。その蕎麦作りは注目を集め、やがて市からコンバインを三台も借りて、一五人ほどの仲間たちと一〇ヘクタールもの農地を耕すほどの規模に成長した。安全でうまい蕎麦を食べたいと思って蕎麦作りを始めた一人の市民の試みが、援農組合のような形にまでなっていった。

小林さんのところには、荒れだした田畑の持ち主が相談に来るようになった。若い人は東京へ出て行き、老人世帯となって十分に手入れができなくなっている田畑が増えてきた。荒れた田畑は土地の力が落ち、保水力もなくなって、環境の質を落としてしまう。そうした土地をグループで引き受け、蕎麦畑に変えていった。

定年後はいっそう蕎麦に打ち込む日々となった。小林さんの蕎麦へのこだわりは半端ではない。高品質な蕎麦の実作りに精を出し、保存や製粉も最適な状態になるように心を配る。製粉会社も小林さんの熱意に動かされて、小林一茶専用の石臼《いしうす》を用意している。

東京生まれのぼくが蕎麦好きと知り、自分で栽培し挽《ひ》いて打った蕎麦を、毎年大晦日に届けてくれるようになった。「この蕎麦はちょっと太かったね。もう少し細いと、もっとうまいよ」。そんなふうに言うと、翌年にはまた腕を上げている。そういう男なんだ。

蕎麦打ちブームといわれるが、小林さんの場合は単なる趣味の域にはとどまらなかった。今では地元のどんな名店にも負けない蕎麦を打つ。つなぎがいっさい入らない蕎麦粉一〇〇%の十割蕎麦は、天下一品だと思う。

地元で採れた蕎麦の実で、健康効果の高い蕎麦をもっとおいしく食べてもらいたい。その熱い思いが、小林さんの蕎麦のおいしさに込められている。

生きがいが免疫力を上げる

蕎麦作りは簡単なことではない。土壌改良から始まり、いい畑を作り、蕎麦の栽培法を工夫した。蕎麦の実にあえて霜を当てるという独特の栽培法で、小林さんたちは甘味と粘りのある蕎麦の実を育て上げる。だいじに育てた蕎麦の実の収穫後の管理もまたひと苦労、寝ずの番で乾燥を調整することもある。

小林さんのところには、全国の蕎麦屋さんや製粉屋さん、食文化研究会のメンバーなどが話を聞きに来る。

ここ数年来、小林さんが取り組んでいるのは「寒晒《かんざら》し蕎麦」の復活だ。江戸時代、茅野あたりの一八村は、独特の製法で夏にも風味よくおいしい「寒晒し蕎麦」を、将軍に献上していたという。小林さんは古文書を調べ、寒中の作業を繰り返し、「寒晒し蕎麦」を作り出す。新しい郷土の名物にしたいと張り切っている。

小林さんは七一歳(二〇〇六年現在)。かつて成人病の塊のような中年男性だった彼は、甲状腺がんも克服し、老年期に入ってかえって元気になった。生きがいが免疫力を上げているのだろう。もちろん、自分の健康に気を配ってもいる。農作業で体が鍛えられたことも大きい。しかし自分の目的、生きがいをもったことが小林さんの健康の源になっているだろう。そのうまい蕎麦へのこだわりが、地域の老人世帯を支えたり、環境を守ったり、地元の活性化につながったり。小林さんの生きかたが命や健康へとつながっていく。

外国から輸入した蕎麦が大量に入ってくる時代だからこそ、地元で採れた蕎麦の品質のよさを大勢の人に伝えたい、と小林さんは言う。ＢＳＥ問題や食品表示の問題など、食べ物を作っている人の顔が見えにくく、食の安全に不安を感じずにはいられな

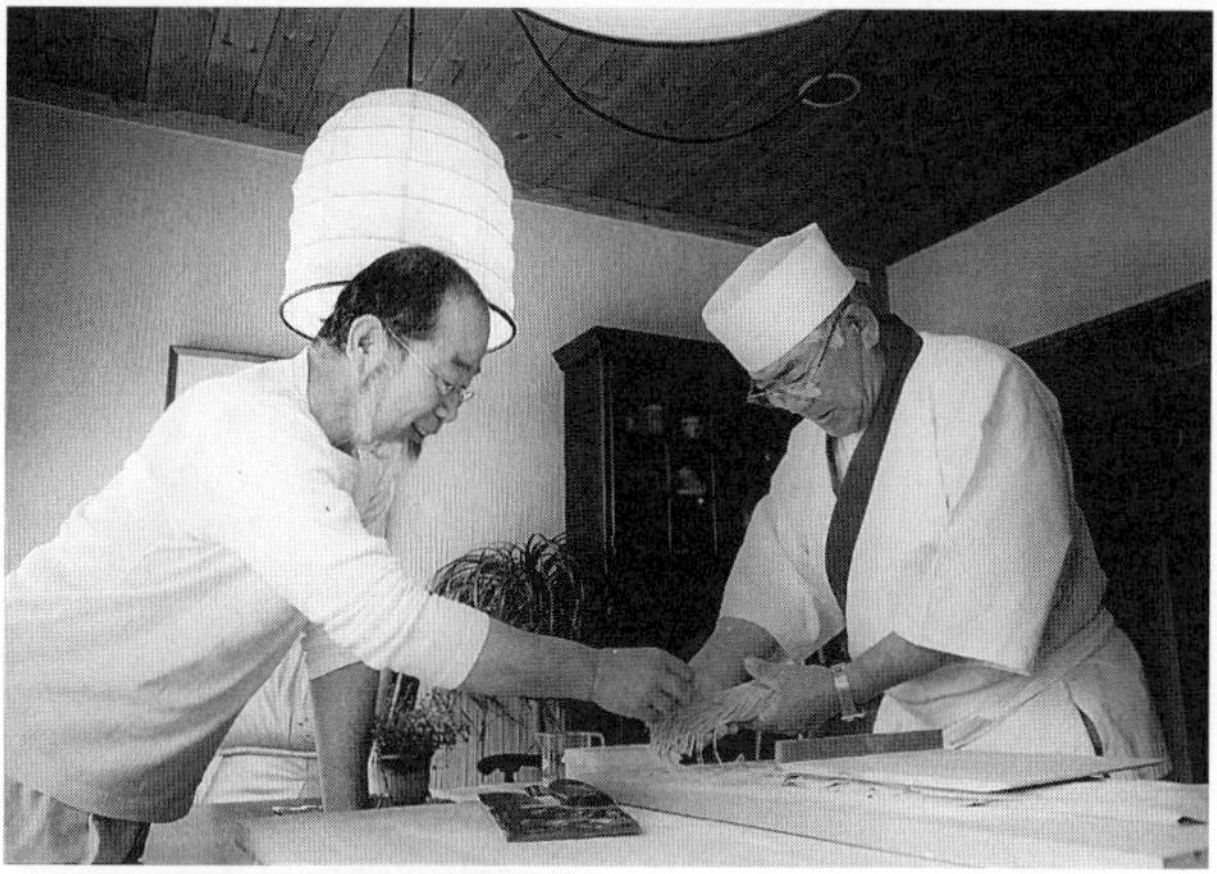

ドクターカマタの自宅で出張蕎麦打ち。
蕎麦談議に夢中の二人。

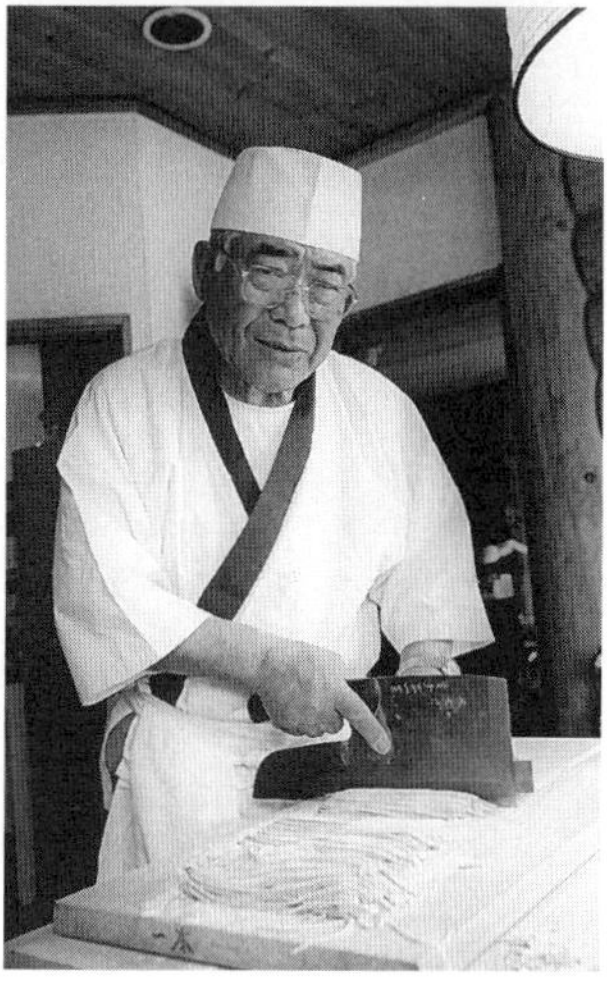

蕎麦作りで健康を回復した小林一茶さん

生きがいをもち、地域に貢献しながら、病気を克服した小林さん。

い今、小林さんの蕎麦にかける生きかたがうれしい。

信州で生まれたスローフードは高血圧や脳卒中を防ぐ

蕎麦はいわゆる五穀——粟《あわ》、稗《ひえ》、麦、豆、米には数え上げられてはいないが、古くから日本で親しまれてきた。特に、米の作りにくい寒冷な山間地でも作ることができたし、旱魃《かんばつ》にも強い。信州のような土地柄では欠くことのできない大切な穀物だった。ぼくたちが食べている蕎麦切りという食べかたができてから、江戸時代に広く普及したということだ。ところが蕎麦もその他の伝統食品と同様に、インスタントラーメンやハンバーガーに押されて、一時期はさほど振り向かれなくなった。今は健康食として、また風情があるというので各地で見直され、若い人にももてはやされるようになりつつある。

蕎麦はほとんどがでんぷんだが、たんぱく質も豊富でリジン、スレオニンなどの体に大切な必須アミノ酸を含んでいて栄養価が高い。糖質を分解してくれて疲労回復にも役立つビタミンB_1、また脂肪の代謝を助けるビタミンB_2も多い。見逃せないのはルチンという抗酸化作用の高いポリフェノー

ルの一種が入っていることだ。ルチンは毛細血管を強くし、同時に血圧を下げる作用もあるので、高血圧や脳卒中も防ぐことが期待できる。

こうしたさまざまな栄養成分があるからこそ、蕎麦は健康食品といえる。ただ、気になるのはつゆの塩分だが、これも信州名産の香り高いわさびや辛味大根を薬味にすれば、塩分控えめのつゆができる。**ビタミンB_1やB_2、ルチンも、蕎麦のゆで汁に溶け出すので、終わりには蕎麦湯をぜひ飲んでほしい。**健康効果が高い。

本当においしい蕎麦はつゆなしで、水をつけただけでいける。小林一茶さんに蕎麦を打ってもらうと、水蕎麦で蕎麦そのものをしっかり味わわされる。永六輔さんにも小林さんの水蕎麦を試してもらったことがある。

馬が体にいい。牛の脂質の五分の一

数年前、永六輔さんに諏訪中央病院の「ほろ酔い勉強会」一五〇回記念講演に来ていただいた。自治体立の病院なのでお金はない。中途半端なお礼は出さないほうがいい、と勝手に考える。とはいえ、心ばかりのおもてなしはしたい。

一〇〇回記念講演会にさだまさしさんに来ていただいたときには、さだ様ご一行の人間ドックでお礼に代えた。「いい医療をしたいという病院らしい。いいね」と気に入ってくださった。

さて、しかし、永さんは有名なドック嫌いなのだ。その昔、野坂昭如さんや小沢昭一さんたち悪友連とドック入院したが、検査の説明を一つひとつ聞き、「それは結構です」「これ、いりませんね」とやっているうち、ほとんどの検査をしないことになってしまった。「一週間検査入院して、体重だけ測って帰ってきたんですよ」と、これは永さんから直接うかがった。

その永さんにドックでお礼とはいかない。考えた末、永さんめっぽうお気に入りの茅野のお店での食事を考えた。

その店は「上條食堂」という、とにかく古くて目立たない店。通りから見たら何十年も前につぶれた店の跡にしか見えないが、地元では知る人ぞ知る料理屋さんで、特に馬刺《ばさ》しがうまい。馬のステーキも馬のすき焼きも絶品。永さんのお気に入りは、どーんと大きな鯉《こい》を一匹、骨までやわらかく煮込んだ鯉の姿煮。しかしその当時、折悪しく鯉ヘルペスが流行していた。信州では鯉ヘルペスは出ていなかったが、心配しながら食べるのではおいしく感じないだろうというので、小林さんの水蕎麦をぼくの家の岩次郎小屋で出してもらった。

永さん、大喜びで水をつけた蕎麦をたぐり、「うん、いいね」。うまいうまいと二人で食べた。講演後は、諏訪の「仙岳」という店で日本料理を食べていただいた。合流した原田泰治さんから言われた。「ばかだなあ、蕎麦はつゆをたっぷりつけなくちゃ、うまいわけないだろう」。確かにそうだと永さんとうなずいてしまった。

馬肉料理も信州の食文化の一つだ。最近にわかに人気で、各地で食べることができる馬肉だが、庶民の生活のなかに根づいているのは、長野県と熊本県が筆頭ではないだろうか。

三十数年前、東京から茅野にやって来たぼくたち夫婦は、食の面でもとまどうことがあった。とりわけサトさんが驚いたのが、「肉」の違いだった。「たまにはごちそうと思って、すき焼き用のお肉を買いに行ったら馬肉だったの」。馬肉が精肉店のショーケースに並んでいるというのは、ぼくも信州で初めて見た光景だった。当時は、牛肉はあまり見当たらず、鶏肉や豚肉もあったけれど、煮物や肉うどんには馬肉が使われていたし、すき焼きといえばこれはもう馬肉が常識だったのだ。

諏訪地方では昔から食べていたという。諏訪湖のほとりにある諏訪大社はその昔、狩猟の守り神でもあって、江戸時代まで「鹿食免《かじきめん》」というものを発行していたそうだ。いわば肉食をしてもいいという証明証のようなもので、これがあれば氏子は肉食をしてもよかった。そういうなかでは、農耕に使役していた馬が働けなくなったりすれば、それを食べることはあっただろう。

馬肉が食べられていたといっても、普段の食ではない。沖縄における豚のように、やっぱりハレの日のごちそうだったにちがいない。時代は下って昭和一〇年前後、滋養のある特別な食べ物として馬肉は食べられていたようだ。岡谷市のある製糸工場の寮のメニューには、年に何回か馬肉という文字が書かれていた。土用の丑《うし》の日には必ず馬肉が出されていた、と本で読んだ。

三〇年前にはポピュラーだった馬肉は、やがて供給が減り、次第に高級品になっていった。かつて庶民はほとんど火を通して食べていた。刺し身で食べるのが一般化したのは戦後、冷蔵技術が発達してからといわれているが、馬刺しで食べられるようないい肉はだんだん手に入りにくくなった。一方で「ごちそうといえば牛肉」という風潮に押されたのか、食堂や料理店からも高い馬肉は姿を消していった。上條食堂のおばさん、おじさんによると、馬は巨体なので部分肉で仕入れてもその処理が大変なのだそうだ。そういった事情もあったのだろう、いつの間にか、馬肉は地元でも嗜好品のような存在になった。

ジンギスカン鍋が健康食として全国の大都市でブレイクしていると聞いた。羊よりも馬のほうが、よりヘルシーだ。肉を目的にした馬の購入も一〇年前に比べて二倍増している。事実、最近にわかに馬肉が脚光を浴び始めた。低脂肪、低カロリーで高たんぱく、ミネラルもたっぷりで健康にいいからだ。脂質は牛肉の五分の一。エネルギー量は牛肉や豚肉の三分の一程度なのにたんぱく質は多く、そのなかにはペプチドという降圧作用のある成分が含まれている。

脂肪を燃焼させるカルチニンが豊富。

老化の原因である「フリーラジカル」の権威・京都府立医科大学の吉川敏一《よしかわとしかず》教授も上條食堂で絶品と太鼓判を押してくれた。彼は科学者なのではっきり表現しておく。「うまい」と言った。しゃれではないのです。「健康によさそう」。健康にいいとは断言しなかったことは念を押しておきます。お客が来すぎると困るのだ。食堂のおじさんは八〇歳近い。店構えはつぶれそうに見える。ゆっくりていねいに、スローフードのお店。カルシウムや鉄分は牛肉の倍以上。アレルギーで他の肉が食べられない子どもたちのアレルギー食としても人気が高い。

なるほど健康的な肉だ。しかもおいしい。三十数年前に初めて馬刺しを口にしたとき、「なんて甘い肉なんだ!」と思ったが、それもそのはず、馬肉にはグリコーゲンという多糖類が牛肉の三・五倍も含まれている。そのグリコーゲンが馬肉になると糖類に戻るので、グリコーゲンが多い肉はうまいと感じる。多糖類は食べるとまたグリコーゲンとなって体内に貯蔵され、体力の元、元気の元となる。

最近の馬刺しは「霜降り」が喜ばれるそうだが、赤身にはかなわない、とぼくは思っている。上條食堂で出される馬刺し、ステーキはヒレ肉で、脂肪はなくやわらかで甘い。脂肪がないから食べ心地が軽い。すき焼きには脂肪も少々ある肉が使われるが、これをねぎや豆腐と一緒に食べると、またうまい。ジンギスカン鍋の次は、馬肉ブームがくると予想している。

上條食堂で馬肉を食べるたびに、この地の厳しい自然条件や長い歴史を思う。そもそもは貧しく、たんぱく源の乏しいなかから大切に食べられてきたであろう馬肉を、ぼくたちも大切に食べたいと思う。

自分の地域のスローフードを大切にしよう。おいしいだけでなく、体にいい仕掛けがあるはず

信州にはスローフードの文化が根づいている。山菜、野菜、きのこなど、地元の食材を工夫し、保存していろいろに食べる。海から遠いので魚介はなかなか手に入らな

い暮らしのなかで、川魚や鯉をはじめとする水田での養殖魚を工夫して食べた。いなごや蜂の子などの虫も、貴重なたんぱく源として食べる。どれも風土と結びついた人の知恵で生み出されたスローフードだ。

だんだん都会と変わらない食生活になりつつあるけれど、諏訪地方の食は奥深い。その食を支える人の思いも深い。

それを感じさせてもらえるのは、七年に一度の御柱祭《おんばしらまつり》。原ますよさんの桟敷《さじき》だ。諏訪中央病院の医師たちの出身はさまざまなので、原さんは地元に親類のいない医師たちに祭りの気分を味わわせてあげようと、木落としの桟敷を用意してくれる。そこで振る舞われるのは二五種類もの料理だ。寒天料理、栄養三色おこわ、ワカサギのマリネ、寒天のファイバードリンク、地元の野菜やきのこを使った品々などなど。伝統の味を伝えつつ、栄養バランスのよい見た目もきれいな健康的な料理が、原さんの料理の真骨頂だ。

第四章で紹介したとおり、原さんが「食改さん」として、健康料理考案の中心にすえたのは寒天だった。ぼくも健康づくり運動のなかで、数々の新作寒天料理を食べさせていただいた。

ぼくたちは創意工夫にあふれた寒天料理を食べるうちに、ダイエットに役立つトマト寒天にいきついた。

ちょっと寒天の歴史をひもといてみよう。

寒天の前に、その兄弟分の「ところてん」がある。海藻を煮溶かし固めたところてんは、遣唐使が中国から平安京に持ち帰った料理らしい。正倉院に納められている文書にも載っていて、「こころ天」と記されているという。おしゃれな表現がいい。このところてんを凍結乾燥させたものが寒天だ。三五〇年ほど前から作られるようになったのだそうだ。海藻を煮溶かし固めて優雅な食べ物にしたのもすごいが、さらに脱水乾燥させて保存食にする食べかたを発明した古《いにしえ》の日本人の知恵には、頭が下がる。

寒天だけでなく乾物というものは、そもそもは食料の乏しい時代に少しでも食べ物を確保するために生まれたものだろう。ぼくたち日本人は乾物を実にうまく食事に取り入れてきた。

流通や冷凍技術が発達し、さまざまな食べ物が豊富になって、「乾物」が顧みられなくなってきたときもあったけれど、今また注目を浴びている。**椎茸**《しいたけ》**も、干し椎茸のほうがビタミンDが多い。ひじき**もカロリーはほとんどなくて、食物繊維が豊富でミネラルたっぷり。これがいい。**高野豆腐**も、大豆製品なのに独特のビタミンが含まれている。

このように優れものの乾物のなかでも、寒天は食物繊維がずば抜けて多い。クセがなくて、いろいろな食材と組み合わせることができる。寒天は、飽食の現代にこそ求められている健康食品ではないか。ぼくはこれからも寒天応援団を続けていくつもりだ。

ぼくたちの地域を、健康で長生きの地にしてくれている食文化の一端は**蕎麦、馬肉、寒天、川魚、野菜、きのこ**のような気がしている。こういうものを継承していかなければいけないと自分に言い聞かせている。

でも、寒天や蕎麦の他にも、日本の各地には素晴らしいスローフードが生きている。沖縄のいわゆる「オバアの味」ゴーヤチャンプルーもそうだし、京野菜を使った煮物もそう。北海道・本別《ほんべつ》の納豆、帯広のぶた丼、宮崎のひや汁。どれもおいしくて体によい。講演に招かれて日本の各地を訪れると、いろいろなところでスローフードと出会い、スローフードを作る人々と出会う。そういう出会いを重ねると、日本の食はすごい、とうれしくなる。

第六章

ぼくが内科外来で心がけたこと

――なんで健康で長生きできるようになったのか？――

血管に影響を与える生活習慣

三二年前にぼくたちが信州の片隅で始めた健康づくり運動の柱は、「若々しい血管を保つ」ことだった。当時の長野県は脳卒中の多発地帯で、健康づくり運動のなかでも脳卒中を防ぐことは急務だった。脳卒中とは脳内出血、脳梗塞などをまとめた言葉だ。脳の血管が詰まったり破れたりしてしまうのだ。

その原因は血管の老化に関係することが多い。血管の老化は脳卒中だけでなく、狭心症や心筋梗塞などの心臓病も起こす。脳卒中は一九八〇年までの三〇年間、日本の死因の第一位を占めていた。今、日本人の死因の第一位はがんだが、二位、三位を占めるのは、心臓病と脳卒中。血液を循環させる心臓や血管に起きる病気というので、脳卒中や心臓病などを循環器疾患とまとめて呼ぶこともある。

血管を若々しく保つことが、若々しい心臓をもち、するどい判断のできる脳をもち、健康長寿のためには欠かせない。そこで「若々しい血管を保つ」ことを中心に、茅野市でぼくたちは健康づくり運動を始めたのだった。

　では、血管を若々しく保つにはどうすればいいのか。生活習慣によって血管の老化が進む。逆に生活習慣を変えることによって血管を若々しく保つこともできると考えた。血管を若々しく保つ生活習慣は、とりもなおさず、脳卒中や心筋梗塞や脳血管性認知症などを予防することにもなる。当時にはなかった言葉だが、今ならまさにメタボリックシンドロームの改善、予防になるのだ。第一章で紹介したように、**メタボリックシンドロームとは食べすぎ、運動不足症候群で、動脈硬化から脳卒中や心筋梗塞に至るその前段階で予防しようとしたのだ。**

　三二年前、ぼくは血管を若々しく保つために悪いこと、よいことを整理し、「七悪三善一コウモリ」とまとめた。これが抜群の効果を示したのだ。

血管をダメにする七悪

㈠　肥満
㈡　高血圧
㈢　ストレス
㈣　高脂血症
㈤　タバコ

㈥　糖尿病

㈦　高尿酸血症

血管を若返らせる三善

㈠　運動

㈡　ニコニコしていること

㈢　食物繊維の多い食事をとること

一コウモリとは

㈠　アルコール

七つの悪いことはなるべく減らして、三つのよいことを積極的に行ない、コウモリのアルコールは、飲みすぎが血管をダメにし、少量のアルコールなら血管に善。控えめに上手に付き合う、ということ。これが血管を若々しく保つコツ。メタボリックシンドロームの治療、予防につながっていることに気がついた。

血管を老化させる七つの悪を整理して、簡単に示してみる。

血管をダメにする七悪　㈠肥満

血管をダメにする七悪の一番目は肥満である。

健康志向といわれているのに、残念ながら男性の肥満が増えている。四〇～七四歳で男性の二人に一人がメタボリックシンドロームで、つまりは内臓脂肪型肥満だ。厚生労働省のまとめでは二〇代から六〇代の男性の肥満は、二〇〇〇年には二四％だったが、二〇〇三年には二九％に増えた。国の健康づくり計画「健康日本21」では、二〇一〇年までの目標値を一五％以下としているが、遠く及ばない。中年の男性たちは忙しくて運動ができない。ちょい太でなくて、おお太になってきた。

ぼくは健康長寿のためには、ＢＭＩ二四～二六くらいのちょい太でもだいじょうぶと思っているが、肥満が増加しているということは肥満になりやすい生活習慣が広まっているわけで、これが怖いと思う。特に若い年代で肥満になると、中年以降に内臓脂肪型肥満になりやすいから注意が必要だ。

内臓脂肪からＰＡＩ《パイ》・１《ワン》という血栓を作りやすくする物質が出ているので、肥満になると脳梗塞や心筋梗塞が起きやすくなる。**内臓脂肪型肥満になると血液をドロドロにする物質が出たり、高血圧、糖尿病を起こすホルモンが出るから注**

意が必要。内臓脂肪は食欲を低下させてくれるレプチンや、脂肪酸の代謝を高めてくれるアディポネクチン等の善玉ホルモンの働きを邪魔する。だからメタボリックシンドロームは怖い。

血管をダメにする七悪　㈡高血圧

血圧とは、心臓から送り出された血液が、血管壁の内側から外へと押す力。必要以上の血圧があると、血管壁はいつもストレスを受けている状態になって細胞の機能が落ち、血管の老化が進む。高血圧とはたまたま一回測って高いのではなく、繰り返し測っていつも正常範囲より高いときが高血圧だ。

正常は最高血圧が一三〇（㎜Hg　以下同じ）以下、最低血圧が八五以下。正常高値血圧は最高血圧が一三〇～一三九、最低血圧が八五～八九。高血圧は軽症が一四〇～一五九／九〇～九九、中等症が一六〇～一七九／一〇〇～一〇九、重症が一八〇以上／一一〇以上。

早朝高血圧、夜間高血圧といって、一日のうちでもある決まった時間帯に血圧が高いタイプの高血圧があって、心筋梗塞を起こしやすい、危険度の高いタイプといわれている。メタボリックシンドロームの患者さんは、交感神経が緊張しやすいので、早朝の血圧が高くなっていることがある。内臓脂肪から血圧を上げるアンジオテンシノーゲンが分泌されることがわかった。だから、やせないといけないのだ。

さて、高血圧は脳卒中や狭心症・心筋梗塞など、血管の病気の最大の危険因子であって、しかも四〇代から八〇代に及ぶまで、血圧が高いほど死亡率が高いという調査結果が出ている。他にも、高血圧性の網膜症で眼底出血を起こし失明に至ることがあるし、腎不全を起こすこともある。

高血圧のほとんどを占める本態性高血圧は、体質や生活習慣で起こる。血圧が高くなってくると、頭痛やめまい、肩こりなどの不快な症状が起こることがあるが、無症状の場合も多い。たいしたことはないと放置していると、動脈硬化へと進んでしまう。血圧が高めとわかったら、生活習慣を見直そう。軽いうちなら生活習慣の改善だけでもよくなる。

高血圧予防のためには、なんといっても塩分をとりすぎないこと。そして肥満を解消すること。体重が一kg増えると血圧も一〜一・五mmHg上昇するので、体重を少し減らせば確実に血圧を下げることができる。運動をすると血圧は下がる。

他にアルコールのとりすぎ、ストレス、過労、喫煙なども、高血圧の原因となるので注意する必要がある。

血管をダメにする七悪　㈢ストレス

ストレスは生活習慣病に影響する。几帳面《きちょうめん》で生真面目な人ほどストレスを受けやすく、交感神経が緊張して血管を収縮させてしまう。そして血圧を上昇させる。**ストレスが加わるとフリーラジカルが発生する**。その結果、動脈硬化が起きる。脳卒中や心臓病になりやすくなる。おおらかな人のほうが長生きをする。生真面目で目標に向かって突き進む人を「タイプA」というが、そういう人はストレスの影響を大きく受けるので気をつけたい。

ストレス対策は個々人いろいろだが、ストレスに負けないビタミンCとE、ミネラルをたっぷりとるといった食事の改善は必要。運動でストレス解消を図ることは健康には欠かせない。運動後の入浴がよい。副交感神経が刺激され、リンパ球が増えて免疫力が上がる。個々人が自分なりのストレス解消法をもとう。

血管をダメにする七悪　㈣高脂血症

血液のなかには、中性脂肪やコレステロールなどの脂質が含まれている。この脂質のバランスが崩れて高脂血症になると血管の老化の原因となり、動脈硬化へ、脳梗塞や心筋梗塞へと病気が進むおそれがある。

高脂血症には総コレステロール値が高いタイプ、中性脂肪値が高いタイプ、善玉コレステロール値が低いタイプなどいろいろあって、かつてはどれもが問題だと思われていた。ところが近年、コレステロール値は極端に高くなく低くもなく、バランスよくあればいいことがわかってきた。

コレステロール値は二六〇くらいまでは恐れる必要はない。特に女性はあまり気にしなくてよい。

とはいえ、脂質のバランスが崩れたときは問題だ。メタボリックシンドロームの診断基準（三三ページ）にあるように、血液中の中性脂肪が多いときとＨＤＬコレステロール値が低いときはやはり問題だ。

血液中の中性脂肪が増えすぎると、超悪玉コレステロールの小型ＬＤＬが増える。最近は中性脂肪は動脈老化の陰の黒幕といわれる。血栓ができやすくなり炎症も起こしやすくなるほか、心臓にとってよくない作用がいろいろある。そして、HDLコレステロール値が低いと、心筋梗塞が起こりやすくなる。そしてこうした高脂血症が、内臓脂肪型肥満や高血糖などと一緒にあることが問題なのだ。

では血液中の中性脂肪を減らし、HDLコレステロール値が低くならないようにするにはどうしたらいいか。一つは運動。運動をすると中性脂肪が減ってHDLコレステロールが増える。中性脂肪を下げるにはアルコール量を減らし、甘い物を控えることがだいじ。もう一つ、中性脂肪を下げて心臓病を防ぐいい油、EPA、DHAをたくさん含む魚を積極的に食べること。これがいい。

EPAやDHAは酸化しやすいので、魚介類は刺し身など生で食べたほうがよりよい。

血管をダメにする七悪　㈤タバコ

血管をダメにする七悪の五番目はタバコ。

健康寿命世界一、平均寿命世界一の日本で、今後もこの健康長寿が延ばせるのかどうか。いくつかの不安材料がある。一つは食事の欧米化、そして最も大きな問題は喫煙率の高さだ。WHOは平均寿命に関してのコメントで、二〇〇〇年暮れに「日本人の喫煙率が現在の高い水準で推移するなら、二〇年後は保証の限りではない」と警告している。

タバコは血管をボロボロにする。タバコのニコチン、タール、一酸化炭素は、健康を損なう物質だということは今や常識。ニコチンは血管の収縮をもたらし全身に悪影響を与える。タールには四〇種類もの発がん物質が含まれている。一酸化炭素は血液の酸素を運ぶ能力を低下させ、組織を酸素不足にしてしまう。タバコは吸う人だけではなくて、周りの人の健康も損なう。タバコは老化を起こすフリーラジカルを大量に産生する。だから怖い。

タバコを吸っていると、大動脈瘤《だいどうみやくりゆう》、気管支喘息《きかんしぜんそく》、喉頭《こうとう》がん、気管支拡張症、胃潰瘍、肺がんなどの発病の割合が高くなることはよく知られているし、心筋梗塞などの心臓病や脳卒中、食道がんや胃がん、すい臓がんなども増やす。大阪大学大学院の磯博康教授ら、厚生労働省の研究班は、全国約四万人の一一年間の追跡調査を行なった。その結果、タバコを吸う人は吸わない人に比べ、心筋梗塞などの心臓病にかかる率が三倍も高いことがわかった。ニコチンの影響でフリーラジカルが発生して、血管が収縮するし、血液がドロドロになって心臓の血管が詰まりやすくなる。ただ、禁煙してから二年以上たつ男性の発症率は、もともと吸わない人と変わらなくなったという。禁煙すれば、今からでも手遅れでない。健康になれるのだ。

WHOなどの試算によると、日本でタバコが原因とされる死亡数は、二〇〇〇年には一一万四二〇〇人（男性九万人、女性二万四二〇〇人）に達しており、二〇年で約二倍に増加、この傾向はさらに続くと予想されている。

二〇〇五年の調査では、成人男性の喫煙率は平均四五・八％、女性の喫煙率は平均一三・八％。男性の喫煙率は一四年間減り続けているが、先進諸外国に比べるとまだ高い状況で、女性の喫煙率は四〇年間一四％前後で推移している（日本たばこ産業「平成一七年全国たばこ喫煙者率調査」）。

先進諸国の喫煙率は二五％。現在成人一人当たり一日の喫煙本数はアジアで日本が一位。世界でもギリシャ、ハンガリー、クウェートに次ぐ四位。世界一のタバコ消費国で喫煙率が六七％の中国の、一人当たりの一・七倍は吸っているのが日本の現状だ。

製薬会社のファイザーが行なった「女性の喫煙意識に関する調査」によると、喫煙する女性の八割以上がタバコをやめたいと思っている。ところが、ストレス・イライラ解消のために禁煙ができない。

また、タバコをやめると太ると心配している。しかし、やせるということ自体、タバコの健康への悪影響を表していると思う。

三井記念病院総合検診センターは五〇三三症例の検討で、喫煙によりメタボリックシンドロームの頻度が増加していると発表している。タバコの本数が多くなるほど、メタボリックシンドロームになるリスクが増している。内臓脂肪症候群にならないためには、タバコをやめることである。

ちょい太でいいのだからタバコはやめようよ。タバコでやせようなんて邪道です。

血管をダメにする七悪　㈥糖尿病

血管をダメにする七悪の六番目は糖尿病。

糖尿病は、すい臓から分泌されるインスリンが不足したり、十分に作用せずに血糖値を下げられなくなる病気で、血管の老化を最も進める病気といわれている。

糖尿病かどうかは、血液を採取して血糖値を測り判定する。空腹時血糖値が一一〇

（mg／dℓ　以下同じ）未満が健康、一一〇以上一二六未満は予備軍である境界型、一二六以上であれば糖尿病だ。メタボリックシンドロームでは空腹時血糖値一一〇以上の糖尿病予備軍から対象にしている。

糖尿病には1型と2型がある。1型はすい臓からインスリンがまったく出ないタイプで、生活習慣とは関係のないところで発病する。こちらはごく少なく子どものうちに発病することが多い。

全体の九五％と圧倒的に多いのは2型。こちらは体質が背景にあって、肥満や運動不足、食生活の問題、ストレスなどがからみ合って発症する。そもそも日本人は糖尿病になりやすい遺伝子を持っているといわれているが、今、**糖尿病と予備軍を合わせて一六二〇万人。**大人の六・三人に一人が糖尿病か予備軍なのだ。

糖尿病は「静かな殺し屋」とか「沈黙の殺し屋」といわれるように、なっても最初は無症状で気づかない。そこで健診などで血糖値が高いですよと指摘を受けても、生活習慣を変えようとしない人が多い。

ところが、三年以上たつと徐々に合併症が起こってくる。合併症が表れるのは、神経や目、腎臓と細い血管が密集している臓器だ。高血糖でいるとたんぱくと糖が結合したものなどができ、細い血管が詰まったりして障害が起きる。

三〇％の人には網膜症が起き、年間四〇〇〇人もの人が糖尿病性網膜症で失明している。やはり三〇％の人には腎臓障害が出て、ひどくなると腎不全となり、**年間一万三〇〇〇人もの人が血液透析が必要になっている。**一方で、太い血管も老化してくることで動脈硬化を起こし、脳卒中や心臓病を高率に発生させる。

当然、医療費もかかる。二〇〇二年に糖尿病のために一兆一二五〇億円もの医療費が使われた。人工透析が必要になった人のための医療費も加えると二兆円を超すといわれている。国民病だ。

しかも、糖尿病はいったんなると治らない。だから予防が大切だし、境界型の予備軍のときからしっかり血糖値をコントロールし、糖尿病が進まないよう、合併症を起こさないようにする必要があるのだ。

予防や血糖値コントロールのために必要なのは、インスリンが必要以上に大量に分泌されないようにすること。インスリンが過剰に分泌されてしまうのは、過食が原因。**内臓脂肪からインスリンの働きを悪くするＴＮＦαという物質が出ていること**もわかった。やっぱり内臓脂肪型肥満が怖いのだ。血糖値を上げないために、お菓子や果物などの甘いもののとりすぎはもちろん禁物だ。甘い生活や油まみれの食生活が、糖尿病にはよくない。そして同じくらい大切なのが運動。自動車の生産台数と糖尿病の発病は比例するといわれるが、便利になり歩かなくなることで運動不足が生じ、糖尿病が多くなってきた。だから運動が必要だ。そして、ストレス対策も欠かせない。ストレスがあるときに糖尿病が発病している感じがする。

糖尿病を起こす遺伝子を持っていた人が、急に発病する。その引き金が運動不足か、過食による肥満か、ストレス。肉体的・精神的ストレスは、ホルモンの分泌状況を変え、インスリンの働きを鈍くするのだ。

血管をダメにする七悪 (七)高尿酸血症

突然、足の親指の付け根に激痛が走り、赤く腫《は》れ上がる痛風。痛風発作は尿酸という物質が関節にたくさん蓄積されたことから起きる炎症発作だ。高尿酸血症が原因している。

怖いのは痛風発作よりも、動脈硬化を起こして脳卒中や心臓病の原因となることだ。これがいやで、血管をダメにする七悪に入れた。

痛風は体質がもとにあって、生活習慣がかかわって起きる。日本では第二次世界大戦以前は痛風になる人は少なかったのだが、戦後、食生活が欧米化し、アルコール摂取量が増えるにしたがって痛風が増えた。そのことが生活習慣の病気であることを表している。

痛風の患者さんは今、四〇万人以上おり、高尿酸血症の人は一五〇万人。潜在患者を含めると、六〇〇万人近くと推定されている。患者さんのほとんどは男性だ。女性は、女性ホルモンのエストロゲンが尿酸の排泄をよくする作用をもつので、高尿酸血症にはなりにくい。ただし女性も、閉経後には男性と同じ条件となるので、だいじょうぶとはいえない。

痛風や高尿酸血症は過食、大酒飲みがなりやすい。またエネルギッシュでがむしゃらに働く、がんばる人、激しい運動をする人に多いともいわれている。防ぐには食事に気を配ること。かつては、レバーや魚卵、エビ、ビールなどプリン体を多く含むものを厳しく制限する食事療法が勧められたが、最近では厳しい制限食よりも、栄養バランスのとれたカロリー控えめの食事が勧められている。肥満をなくしアルコールを減らして、水分をたくさんとるといい。もちろん軽い運動が大切だ。

七悪を放っておくとどうなるか

血管をダメにする七悪を放っておくと、動脈硬化につながる。特に**肥満、高血圧と糖尿病、高脂血症は、動脈硬化の危険四大因子だ。**そこに高尿酸血症や加齢といった要素もからんでくる。

動脈の内側に脂質や細胞などがくっついてしまい、血管が狭くなった状態が動脈硬化だが、これは血管の老化である。子どものころは薄く弾力があって、力強く新鮮な血液を運んでいた動脈は、二〇歳を過ぎるころから老化し始める。加齢とともに血管は弾力がなくなって硬くなり、厚くなってしまう。

四〇歳以上の男性のほとんどは、多かれ少なかれ、動脈硬化が起きているともいわれている。その加齢とともに起こるしかたのない動脈硬化をどんどん進めてしまい、実年齢以上に老化した血管にしてしまうのが、血管をダメにする七悪なのだ。これらの「悪」が重なれば重なるほど、動脈硬化は早くひどくなる。

血管が狭くなった動脈硬化はそのまま放置すると、状態が悪化して血管が詰まってしまう。しかも動脈硬化は脳や心臓、腎臓などの血管が集中しているところに起こりやすい。そこで脳卒中や心筋梗塞などの重大な病気が起きてしまうのだ。

だから七悪を遠ざけたい、防ぎたい。七悪を防ぐことができれば、血管は実年齢よりも若く元気に保つことができる。

もしどれか一つの病気になってしまっていたら、その病気の進行を防ぐとともに、他の「悪」を予防することが必要になる。幸いなことに、タバコ以外は食生活の改善や運動で、予防したり進行を止めたりできる。タバコは言うまでもなく、自分がやめればよいのだ。

今日からこの七悪を頭に置いて、次の三善を上手に取り入れ、生活を改善しよう。

血管を若返らせる三善　運動、ニコニコ、食物繊維

㈠　運動
すでに動脈硬化が始まっている血管の改善のために運動がいいことは、第三章で説明したとおりである。運動はストレス対策になるという意味でも重要。ぜひ運動を始めよう。運動が血管を若返らせてくれる三善の一番目だ。

㈡　ニコニコ

いつもユーモアを身にまとって暮らし、笑いを力にしてストレスを跳ね返し、生きることが大切。命を守る三つのつながりの一つ、心と体のつながりをより大きくより豊かにしてくれるのがユーモアであり、笑いであると思う。

ぼくはかつて、NHKラジオ「鎌田實　いのちの対話」で永六輔さん、西村由紀江さんを招いたときに「いのちとユーモア」をテーマとして語り合った。ユーモアが人をどれだけ勇気づけ、病気や苦難に立ち向かうときに助けになるかを『いのちとユーモア』という本にまとめた。

ぼくは「笑い」をだいじにしてきた。日々の笑いが、免疫力を高め血管を若返らせることも実感している。**笑うと副交感神経が刺激される。血管は拡張して循環がよくなる。血圧が下がる。動脈硬化の予防になる。リンパ球が増加して免疫力が上がる。**

(三)　食物繊維

「食物繊維」は体の血や肉にはならないし、エネルギー源にもならない。だから昔は食べ物の「かす」といわれていた。それが一九七〇年代、食物繊維の少ない食品ばかりをとっていると大腸がんになる危険性が高まるのではないか、という研究が発表されてから注目が集まるようになった。食物繊維の研究が進み、糖尿病をはじめとする生活習慣病の予防に効果があることがわかった。やがて糖質、たんぱく質、脂質、ビタミン、ミネラルの五大栄養素と匹敵する重要性があるというので、**食物繊維は第六の栄養素**と呼ばれるようになったのだ。

食物繊維には、水に溶けない「不溶性食物繊維」と水に溶ける「水溶性食物繊維」とがある。

不溶性食物繊維は、ぼくたちになじみの食品では**豆類やおから、切り干し大根、かんぴょうや納豆などに多いが、水に溶けないこの食物繊維を食べることでおなかのなかで水分を吸収して膨れ、腸を刺激するので便通がよくなる。**速やかに便が出るし、またこの食物繊維は有害物質をくっつけて排泄する作用もあるので、発がん物質や有害物質を腸に長くとどまらせることなく、体の外へ出してくれる。

水溶性食物繊維は水に溶ける繊維だが、体のなかで消化されることはなくゲル状になって、ゆっくりと胃から腸へと進む。だから一緒に食べた食品の栄養の吸収がゆるやかになる。そこで五二～五四ページや第五章でも紹介したような、**寒天やその他水溶性食物繊維を食事に取り入れると、食後の血糖の急上昇が防げる。糖尿病の予防になるし、動脈硬化の予防にも効果がある。**さらに、水溶性食物繊維の一種であるりんごやかんきつ類のペクチンはがんの予防にも効果があるといわれる。海藻に含まれる**水溶性食物繊維であるフコダイン**には、**血圧の上昇を抑え、肝機能をよくしたり、がんの発生を抑える**などのさまざまな効果があることがわかってきた。**穀類、野菜やいも、豆類、海藻、きのこなどを食べていれば、どちらの食物繊維もとれる。**

日本では、食物繊維が不足するということは昔は考えられなかった。穀物を食べ、野菜や豆や海藻を食べていたから、食物繊維は十分だったのだ。ところが、食生活の欧米化に伴って、動物性の食品、脂肪の多いものがたくさん食べられるようになり、また精製されたものを、つまり玄米ではなく白米を食べるようになって食物繊維の量が減った。それに伴って生活習慣病が増えてしまったし、大腸がんも増えてきた。

肥満解消のために、健康のために食物繊維をもっととりたい。

繊維の多いものを食べると血糖値の急な上昇を防いでくれる。便通がよくなって大腸がんの発症率が減る。カロリーが少ないので肥満にならない。おなかで膨らむので満腹感がある。**野菜やきのこ、海藻類には繊維がたっぷり。ミネラルやビタミンも多い。抗酸化作用もあるので、フリーラジカルを抑えて血管の老化予防となる。腸内細菌の環境を整えて善玉菌を多くしてくれる作用がある。**

欧米でブームとなっている日本食の特徴は繊維が多いこと。しかし日本人の繊維摂取量が低下しだしているのだ。そこで手軽に繊維をとる方法として寒天を勧めている。繊維はコレステロールの吸収を邪魔し、便として排泄する作用がある。コレステロール値を低下させてくれるのだ。寒天のなかに含まれているアガロオリゴ糖はがん予防やリウマチの改善効果が期待できることが動物実験で確認され始めた。野菜や果物、寒天のなかにはカリウムも多いが、このカリウムが塩分を排泄してくれるので血圧も下がるのだ。

運動、ニコニコ、食物繊維は、すでに始まっている動脈硬化を改善させる力があるのだ。

善にも悪にもなる――コウモリ　アルコール

コウモリはお酒。コウモリは羽のようなものがあって鳥のように見えるが、実際は哺乳類。お酒は飲みかたによって三善に入ることも七悪に入ることもできる。少量のアルコールは血管を拡げて循環をよくして血圧を下げ、ストレスを取ってくれる善。飲みすぎると交感神経が緊張して血管を傷めるので悪。**アルコールは少量にして**

おいたほうがよい。

「七悪三善一コウモリ」と覚えやすくしながら、いつまでも若々しい血管を保つことで脳梗塞や心筋梗塞、脳血管性認知症にならない健康な体づくりを続けてきた。

ニコニコしながら運動をして、食物繊維をたくさん食べて、血圧を上げないように薄味にして、高脂血症にならないように油物を減らして、野菜、魚を多くして、タバコをやめ、アルコールはちょっとだけ。糖尿病にならないために肉やお菓子を減らす。体重計にのって体重を気にする。肥満にならないこと。でも、無理しなくていい。なんなら、ちょい太でもいい。おお太にならなければいい。これで万全。メタボリックシンドロームなんて怖くない。

メタボリックシンドロームの有病者と予備軍を合わせると、なんと二七〇〇万人もいる。ぜひぜひ生活習慣を変えてもらいたい。やれば必ず成果は上がる。脳卒中や心筋梗塞、認知症をなんとか防ぎましょうよ。七悪三善一コウモリなんてたくさんだいじなことを書きました。でも、そんなの覚えられない。そのとおりです。目標を一つだけ挙げろと言われれば「肥満」。絶対太らないこと。ダイエットを始めたら、絶対にやめない。リバウンドさせない。ちょい太でもだいじょうぶ。これであなたも健康で長生き。

第七章

「ちょいコレ」のすすめ

——魚の脂が心臓病もがんも予防する——

コレステロールの意外な話

「コレステロールは低いほうがいい」という神話が作られて久しい。コレステロールが高いと動脈硬化による心筋梗塞や脳梗塞など、さまざまな生活習慣病の引き金になる。だから、コレステロールはとにかく下げたほうがいい、という話である。日本では、総コレステロール値の正常範囲は二二〇mg／dℓ未満とされ、これより高いと治療の対象とされることがある。たぶん薬を飲んでいる人も多いだろう。

ぼくが地域で健康づくり運動をしてきたのは、できるだけ薬を出さずに地域の一人ひとりを健康にしたいと思ってきたから。血圧の薬も高脂血症の薬も少ないほうがいいと思ってきた。できるだけ二六〇mg／dℓぐらいまでは薬を出さないようにしてきた。

うれしいことに最近、いくつもの調査研究の結果、コレステロール値は少々高めの「ちょいコレ」くらいが体によく、むしろ低いほうに問題があることがわかってきた。

例えば、高コレステロール血症の患者さん五万人を対象に六年間にわたって追跡調査した「日本脂質介入試験」（二〇〇一年）によると、コレステロール値が一八〇～二

●コレステロール値と死亡危険度の関連

大阪府Y市で、健康診断を受けた40歳から79歳までの住民、
約1万人を約10年間にわたって調べた研究から。男女合わせると、
コレステロール値が240〜279の人が最も死亡の危険が低い。
コレステロール値が比較的高めの人に、総死亡の危険が少なく、
コレステロール値が低いときはがんによる死亡が多いことがわかった。

◆コレステロール値と死亡リスクとの関連

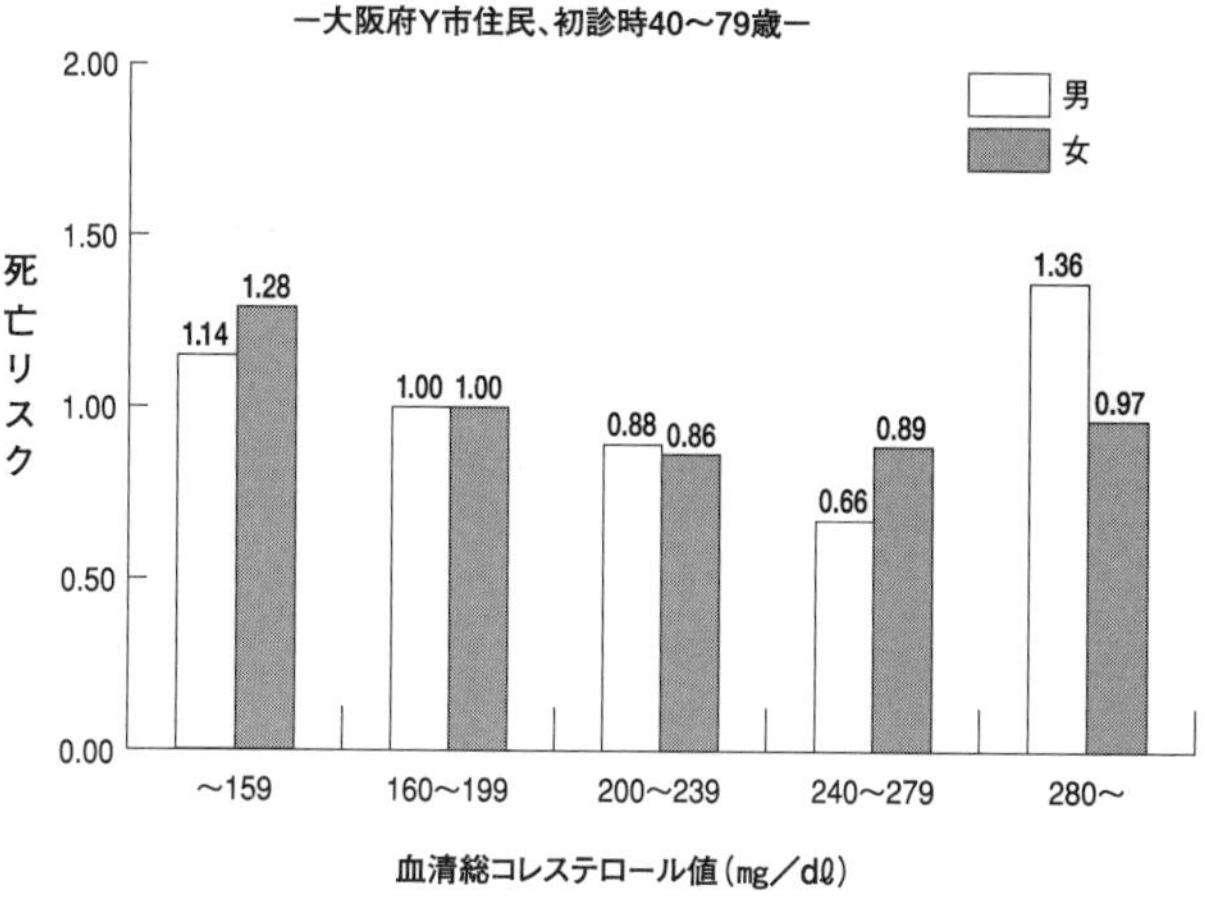

（内藤義彦武庫川女子大学教授提供）

六〇㎎／dℓ未満のときが最も死亡率が低く、コレステロール値一八〇㎎／dℓ未満、あるいは二六〇㎎／dℓ以上のときに死亡率が高くなることがわかった。

他の複数の疫学調査を見ても、コレステロール値二四〇～二六〇㎎／dℓあたりでは、がんの発生率も低く脳梗塞や心筋梗塞の心配もない。むしろ抵抗力があって、肺炎やその他の病気も起こしにくいという結果が出ている。

ただし、三〇〇～四〇〇㎎／dℓとなると、明らかに脳梗塞や心筋梗塞が多くなる。また二〇〇㎎／dℓを切っているような人も、がんになりやすいというデータが出ている。つまり、コレステロール値が極端に高かったり低かったりしたときに、病気になりやすく死亡率も高くなるわけで、コレステロール値二二〇～二六〇㎎／dℓあたりが最も好ましいことになる。

日本の八つの医学会が集まって決めたメタボリックシンドロームの診断基準でも、「善玉コレステロールのＨＤＬコレステロール値四〇㎎／dℓ以下」は問題にしているが、総コレステロール値に対する規定はない。そのことでも最近の流れが見えてくる。コレステロールはメクジラを立てなくていいのだ。

では、どうして今も二二〇㎎／dℓ以上が治療対象となっているのか。疑問に思ったぼくは、富山大学教授の浜崎智仁先生に会いたくなった。浜崎先生は日本脂質栄養学

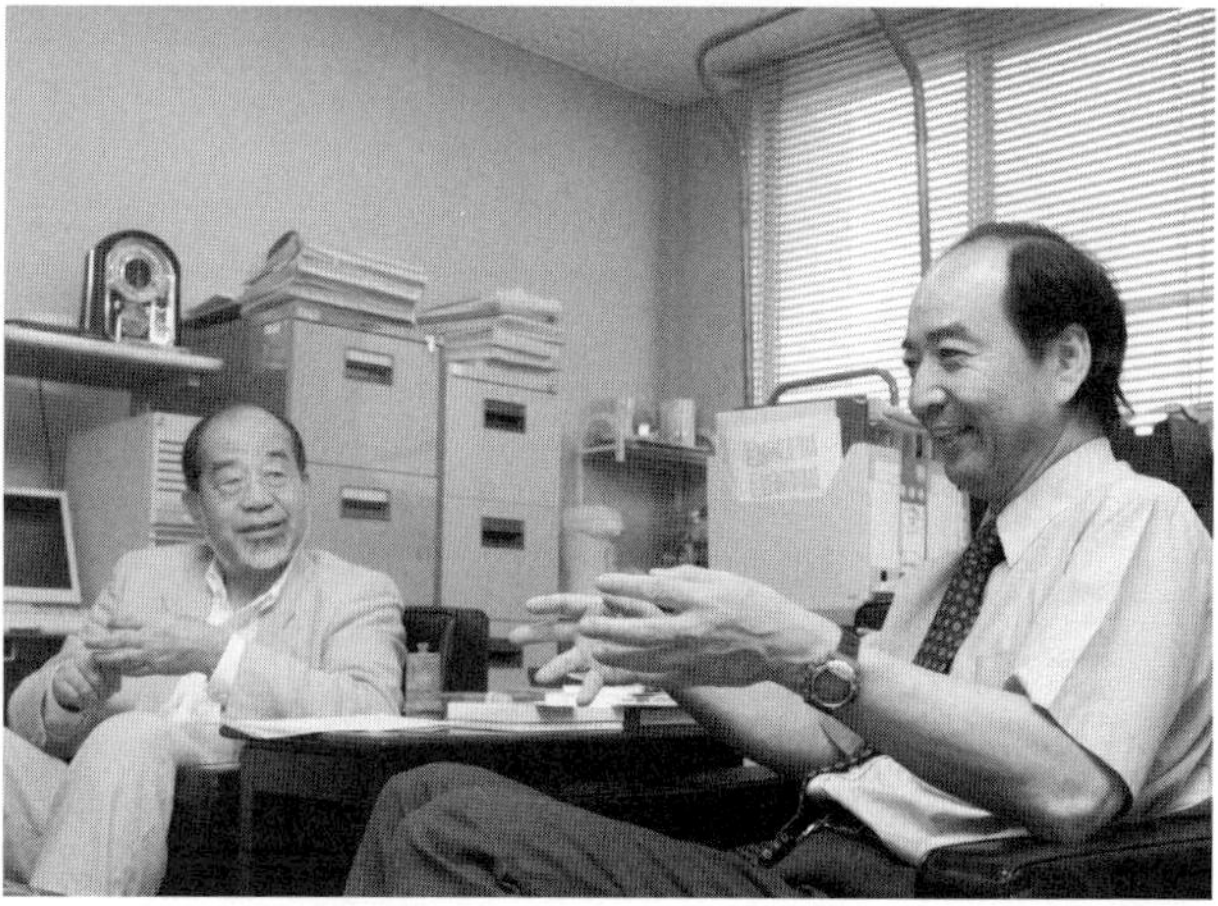

撮影／杉浦康之

浜崎智仁（はまざき　ともひと）

医学博士。富山大学教授。1971年千葉大学医学部卒業、74〜78年マサチューセッツ工科大学留学、78年千葉大学大学院医学研究科修了。同大学助手、富山医科薬科大学講師などを経て、97年富山医科薬科大学和漢薬研究所臨床利用部門教授となり現在に至る（2005年に富山大学と合併）。日本脂質栄養学会会長、第４回国際脂肪酸脂質学会(ISSFAL2000)大会長などを歴任。『EPA／DHA　誰もが必要な栄養素』（メディカルトリビューン）、『コレステロールは高いほうが病気にならない』（ベスト新書）「コレステロール 嘘とプロパガンダ」（翻訳書：ミシェル・ド・ロルジュリル著　篠原出版新社）ほか、一般向け著書多数。

会の会長で、いわばコレステロールの専門家だ。

初夏の緑が眩しい小高い丘の上に建つ富山大学の研究室で、浜崎先生はぼくをにこやかに迎えてくれた。

ぼくはまず、この二二〇mg／dℓという数値がどこからきたのか尋ねてみた。

「ご存じのように、かつてコレステロール値は二四〇ないしは二五〇mg／dℓくらいが基準とされていました。ところが、一九九七年に日本動脈硬化学会が『総コレステロール値の正常範囲は二二〇mg／dℓ未満』と改定して以来、これが守られているわけです。この二二〇という数値の根拠とされた複数のデータについて、ぼくは徹底的に調べました。が、納得がいかない」

浜崎先生は穏やかな口調で、大胆なことを言う。けれど現実に高コレステロール血症と診断された人は、一九八〇年代には約八％だったのが、二〇〇二年には二五％となっていて、わずか二二年の間に三倍以上も増えているという。その結果、コレステロールを低下させるある薬品が、年間消費額約三〇〇〇億円まで上昇した。これは日本の総医療費三二兆円の約一％にあたる。

浜崎先生が「納得がいかない」という理由の一つに、根拠とされるデータのなかに家族性高コレステロール血症の患者さんたちのデータも含まれている、という点がある。

家族性高コレステロール血症は遺伝的な病気で、日本では五〇〇人に一人いる。コレステロールを細胞内に取り込む受容体が通常の半分くらいしかないために、コレステロールが血中にたまってしまい、総コレステロール値が三〇〇mg／dℓを超える。すると、さまざまな疾患を引き起こしてしまうので、コレステロール値を下げなくてはならない。

「こうした患者さんのデータを除くと、二二〇mg／dℓという基準値の根拠となったデータそのものがまったく変わってしまうんです。通常、われわれ科学者は、遺伝子疾患も含め全体的に考えてデータを作ります。この姿勢は本来正しい。ただ、家族性高コレステロール血症は数が多いうえに、診断が非常に簡単なんですね。『総コレステロール値が三〇〇mg／dℓ以上で、アキレス腱が太い』というのがそれです。

だから、この場合は除いたほうがいいとぼくは思う。家族性高コレステロール血症が含まれたデータで作った基準値を、家族性高コレステロール血症以外の人たちに適用しても、正しい結果は生まれないでしょう」

なるほど。浜崎先生によれば、基準値である二二〇mg／dℓそのものがブラックボックスなのである。

悪玉コレステロールが高いだけでは心配ない

そもそもコレステロールは体にはなくてはならない大切なものだ。人間の体は約六〇兆個の細胞からできていて、その一つひとつの細胞の膜はコレステロールから作られている。人間の体を作っている大本なわけだから、コレステロールが極端に不足すれば、体ができないということになってしまう。

さらにコレステロールは、副腎皮質ホルモンや女性ホルモン、男性ホルモンなど、人間の体に不可欠なホルモン類の材料でもある。浜崎先生は言う。

「特にコレステロールを必要とするのが脳細胞です。脳細胞にはたくさんの突起がありますよね。これは表面積が多いということで、言い換えれば細胞膜が大量にある、ということ。だから、その材料であるコレステロールがより必要となるんです。人間の体内にあるコレステロールの約四分の一が脳に集中しているんです」

脳の働きをよくするためには、ほどほどのコレステロールが必要なんだ。

このように大切なコレステロールが、なぜ〝悪者〟扱いされるようになったのか。その背景について少し説明しよう。

コレステロールは必要量の約八〇％が体内（主に肝臓、一部は脳）で作られ、残りの二〇％は食べ物から吸収される。いずれの場合もコレステロールが全身の細胞に運ばれるには血液中に入らなければならないが、脂の一種なのでそのままの形では血液に溶け込めない。そこで登場するのが、コレステロールが形を変えたＬＤＬ（低比重リポたんぱく）とＨＤＬ（高比重リポたんぱく）という物質である。そう、「悪玉コレステロール」「善玉コレステロール」と呼ばれる、あれである。

ＬＤＬは肝臓で作られたコレステロールを全身の細胞に運び、ＨＤＬは細胞や血管にたまった余分なコレステロールを回収して肝臓に戻す働きがある。どちらもなくてはならない存在だ。

にもかかわらず、ＬＤＬはコレステロールの運び屋ゆえに、これが増えると血管内膜に蓄積されるコレステロールも増えて動脈硬化を引き起こすと考えられて、「悪玉」と呼ばれた。逆にＨＤＬは回収役ゆえに、「善玉」と呼ばれるようになった。「ＬＤＬ悪玉説」の誕生である。

けれど実際は、ＬＤＬそのものが動脈硬化を引き起こすわけではない。ＬＤＬは体内でフリーラジカルにさらされて酸化し、この酸化変性ＬＤＬが本当の悪玉で、これが血管の内膜に入り込んで動脈硬化を作ってしまう。同時に酸化変性ＬＤＬは血管壁を攻撃して傷つけ、炎症を起こす。その傷口をふさぐために血液を固める働きのある血小板などが集まって、さらにふくらみを大きくしたり、血の塊である血栓を生み出してしまう。このようにして血液の通り道がふさがれると、動脈硬化が生じる。

さらに、酸化変性ＬＤＬは、通常のＬＤＬのように本来体内にあるものではないために、人間の体に備わった免疫機能が働いて、白血球の攻撃対象となる。白血球はフリーラジカルを放出して「外敵」である酸化変性ＬＤＬを攻撃する。すると酸化の連鎖が起こり、ここでも炎症が起きて、ますます動脈硬化が進むという悪循環が起こる。最新の研究で、こうしたメカニズムが明らかになってきた。そして今「**動脈硬化は血管の炎症である**」といわれるようになった。

まあ、ここまでくるとかなり複雑なので、理解するのが難しいと思う。要するにＬＤＬが多いことが問題なのではなくて、ＬＤＬが酸化することが問題なのだ、ということを覚えておいてほしい。ということは、血中の悪玉コレステロールが高いだけでは、心配ないのだ。

特に女性は、コレステロール値を心配する必要はほとんどない。**女性の場合、女性ホルモンの一つであるエストロゲンに、動脈硬化を防いだりコレステロ**

ール値をコントロールする働きがあるので、生理がある間は、自然に動脈硬化の予防がなされている。閉経後には多くの場合コレステロール値は上がるが、同年代の男性と比べて動脈がきれいなことが多いので、他の合併症がなければ、薬はすぐにはいらない。

「ちょいコレ」くらいがいいことが確信できた。ぼく自身は、コレステロール値二二〇〜二六〇㎎／㎗では、高血圧や狭心症、糖尿病などがあるかないかなどを含めた総合的な判断で治療をしており、二六〇㎎／㎗までは極力薬を使わない方針をとっている。二六〇㎎／㎗以上の場合には生活指導と薬を投与することが多い。

食事指導が間違っていたなんて信じられますか

ここに驚くべきデータがある。先に触れた二〇〇一年発表の「日本脂質介入試験」と呼ばれる研究データだ。全国九カ所に設置された健康増進センターで受診した人のうち、コレステロール値が二二〇〜二九九㎎／㎗で、心筋梗塞を経験したことのない四九一八名を六年間にわたって追跡調査したところ、調査期間中に三二例が心筋梗塞を起こし、四例が突然死した。そこで、どのような要素が危険因子になったのかを解析したところ、総コレステロール量やＨＤＬの量や血圧などよりも、なんと「食事指導をしたこと」が最大の危険因子だったというのだ。

浜崎先生は言う。

「かつて日本では、コレステロールのとりすぎはよくないから、コレステロールの多い食べ物は避けようとか、**動物性脂肪を減らして植物性脂肪を増やそうと指導していました。実は、この食事指導が大きな間違いだったんです**」

オドロキ、モモノキ、サンショノキである。確かに、卵は一日一個までとか、脂っこい肉や魚、イカやタコも避けたほうがいいと言われていた。脂に関しても、バターよりマーガリンが推薦されたし、植物油のなかでも特にコレステロールを下げる効果のあるリノール酸を多く含む紅花油などがもてはやされた。浜崎先生によると、これらはすべて逆効果だったという。かつての常識は今や非常識となってきた。

では、新しい常識、正しい知識について見ていこう。

昨年（二〇〇五年）、厚生労働省がコレステロールは男性は一日七五〇㎎、女性は六〇〇㎎はよしとするという摂取基準を発表した。

ついその前までコレステロールは一日二五〇㎎までと言っていた。実は、食物中のコレステロールと血中コレステロール濃度はさほど関係がないのだ。例えば、**コレステロールを約二五〇mg含む卵を一個食べても、血中コレステロール濃度は二〜三mg上がるだけ。**神経質になるような数値ではない。

コレステロールの量にこだわって、あれはダメ、これもダメと神経質になるのは無意味だ。卵も厳しく制限する必要はない。一日一個で十分だという人はそれでいい。二個食べたいときは安心して食べていいのだ。カロリーオーバーになると血中コレステロールは上がるので、ダイエットはしないといけない。それだけ注意すればよいのだ。油は少量でたくさんのカロリーになるので、結局は油は少なめにしたほうがよいことになる。

植物油なら安心ではなかったのだ

植物油について、浜崎先生は、リノール酸こそが諸悪の根源だと指摘する。

「リノール酸は、肝臓のなかでアラキドン酸という脂肪酸に変化します。このアラキドン酸が曲者《くせもの》で、炎症を起こしたり、血液を固めて血栓を作る原料になってしまう。その結果、炎症性疾患や心筋梗塞などの生活習慣病を引き起こす原因となるんです」

リノール酸は人間の生命維持に欠かせない脂肪酸である。しかも体のなかでは作り出せないために、食事で補っていかなければならない「必須脂肪酸」でもある。けれど、その必要量はごくわずかなので、あえてとろうとしなくても、自然に摂取できてしまう。日本では、むしろとりすぎが問題だという。

「リノール酸は一時、健康にいい油として声高に宣伝されました。未だにそれを信じている人も多いでしょう。けれど、その弊害が明らかになってきています。実はすでに市販の植物油からリノール酸が減ってきています。リノール酸の代表選手であった紅花油なども、最近は品種改良してオレイン酸を多く含むハイオレインタイプに移行しています。でもまだリノール酸は多すぎる。私たち日本脂質栄養学会では、リノール酸をどんどん減らそうという提案をしています。摂取量を現在の半分くらいにするのが一つの目安でしょうね」

ここで市販の植物油について整理しておこう。マイナス面が最も大きいのはリノール酸で、紅花油やひまわり油、コーン油、大豆油などに多く含まれている。プラスマイナスゼロくらいの油がオレイン酸で、オリーブオイルや菜種油などに含まれている。**最もいいのがα-リノレン酸で、シソ油、えごま油、亜麻仁油に多く含まれている。**ただし、品種改良のものもあるので、購入するときには油の成分を確認することが大切だ。

魚を食べよう

植物油よりずっと優れているのが魚の脂だ。魚に含まれるEPA（エイコサペンタエン酸）とDHA（ドコサヘキサエン酸）は、リノール酸に対して毒消しとして働く。リノール酸がアラキドン酸に変化するあたりのプロセスを抑制し、リノール酸の悪い働きを抑えてくれる。ちなみに、シソ油などに含まれるα-リノレン酸は、体内でEPAとDHAに変わるので、植物油のなかではいい油だ。

日本でもEPAやDHAが注目を集めているが、この油が研究者の目を引いたのは一九七〇年代、デンマーク領グリーンランドで、先住民族イヌイットの人々とデンマーク人の心筋梗塞の死亡率を比較した調査からだった。

イヌイットの人々はエネルギー量の四〇%は脂肪からとるという高脂肪食だったにもかかわらず、心筋梗塞による死亡はとても少なく、デンマーク人の一〇分の一以下だったのだ。同じように高脂肪食の二つのグループでどうしてそれほどの違いが出たのか。デンマーク人は肉や乳製品を多くとっていて、イヌイットの人々は魚やアザラシ、鯨など、つまりEPAやDHAが豊富な食べ物をとっていた。つまりこの脂の違いが、心筋梗塞の死亡率の差につながっていた。

EPAとDHAについては、二〇〇六年春に出した『がんに負けない、あきらめないコツ』（朝日新聞社）を書いたときに徹底的に調べ、その有効性に脱帽した覚えがある。

魚はがんにならないための代表的な食材の一つである。がんだけでないのだ。魚は血管を若々しく守ってくれる。沖縄の長寿伝説が崩れたのは、魚を日本一食べない県になったから。

EPAとDHAは赤血球の膜をしなやかにし、赤血球が細い毛細血管をスムーズに通り抜けて体の隅々まで行き渡るようにしてくれる。血液をドロドロにするフィブリノーゲンという物質の濃度を下げ、血液凝固作用も抑えてくれる。つまり、血液サラサラの状態をつくってくれるのだ。だから、心筋梗塞や狭心症といった心臓病、脳梗塞や脳血管性認知症、がんを予防する効果がある。外国では週に一～二回魚を食べるだけで心臓病のリスクは半減するといわれている。

日本の大規模な調査でも、魚の脂による心臓病予防の効果が確かめられている。厚生労働省の研究班（磯博康大阪大学大学院教授ら）が約四万人を対象に一一年間にわたって調べた調査で、魚を食べる量が一日二〇g程度と最も少ない人たちに比べて、最も多い一日一八〇g程度食べていた人たちは、心筋梗塞や狭心症などになる割合が三七%低く、心筋梗塞に限ると五六%も低かった（平成一八年一月調査。一八三ページ図参照）。

　ＥＰＡとＤＨＡは、他にもアトピー性皮膚炎や花粉症などのアレルギーの予防と治療にも役立つし、慢性関節炎などの症状もやわらげてくれる。コレステロールや中性脂肪を減らす働きがあることもわかっている。しかも最近、心の健康にも役立つといわれてきている。

「ぼくたちの研究でも、ＥＰＡとＤＨＡには攻撃性や敵意性、自殺衝動などを抑える働きがあることがわかってきています。うつ病予防に効果があるという報告もある。これらはまだまだ研究途中ですが、ぼくはＥＰＡとＤＨＡは精神安定剤になりうると思う。普通の精神安定剤は副作用や依存性があるけれど、魚の脂なら安心ですしね」

　と浜崎先生も太鼓判を押す。

　そのうえ、リノール酸の毒消しになるとなれば、言うことはない。特にＥＰＡとＤＨＡが多い魚は脂っぽい魚、コレステロール値が高い魚。過去の食事指導の最大の過ちが、コレステロールが高い魚を避けようと指導したこと。その結果、EPAとDHAの摂取が減って、植物油が推奨されて、リノール酸の摂取が増えた。最悪だった。

EPAとDHAは二〇〇度以上の高温になると溶け出してしまうので、魚の揚げ物は避けたほうがいい。リノール酸を多く含む植物油で揚げようものなら、EPAとDHAはなくなって、リノール酸がたっぷり入ってくるという最悪の結果になる。

幸いぼくたち日本人は、刺し身や、焼く、蒸す、煮るなど、魚のおいしい調理法をたくさん知っている。もちろんいちばんいいのは新鮮な魚を生で。

今、日本人は平均二日に一度の割合で魚を食べていて、これくらいの割合で食べていれば、EPAとDHAは十分摂取できるという。二日に一度という平均値に満たない人は、ぜひぜひもっと積極的に魚を食べるようにしてほしい。脂ののった魚には、とりあえずEPAやDHAが含まれている。

ぼくは患者さんや地域の人々に、週に五回は魚を食べようと提案している。もちろんぼく自身も食べるようにしている。

●魚を多く食べると、心臓病のリスクが減る

◆魚摂取量と虚血性心疾患

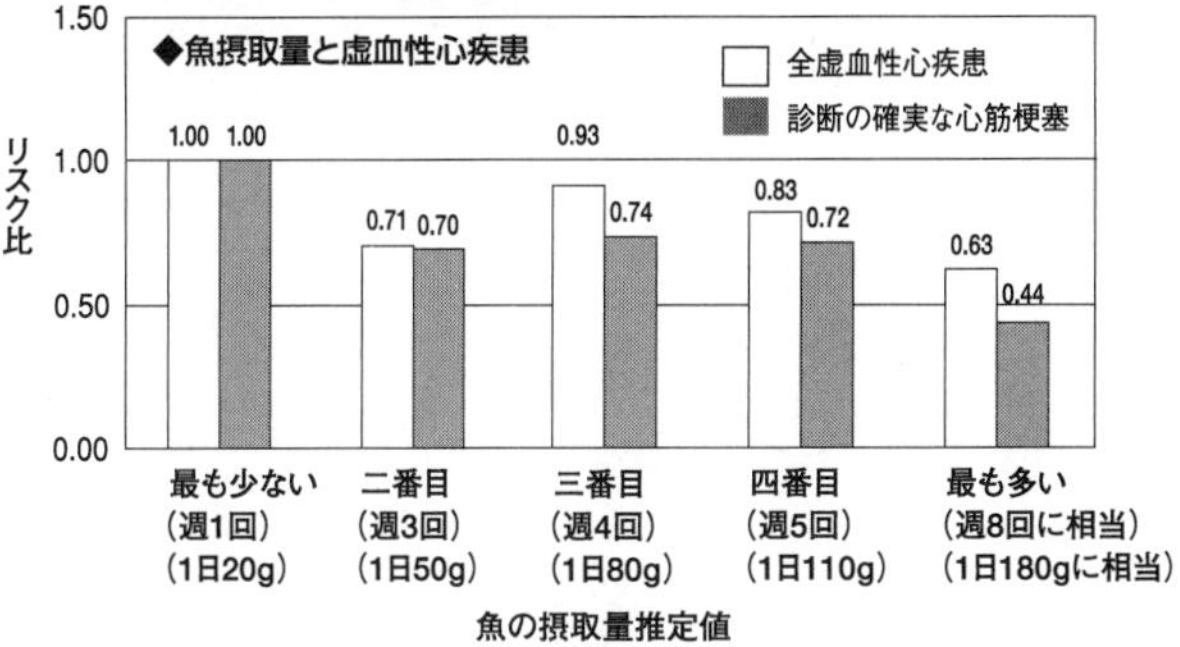

◆EPA・DHA摂取量と虚血性心疾患

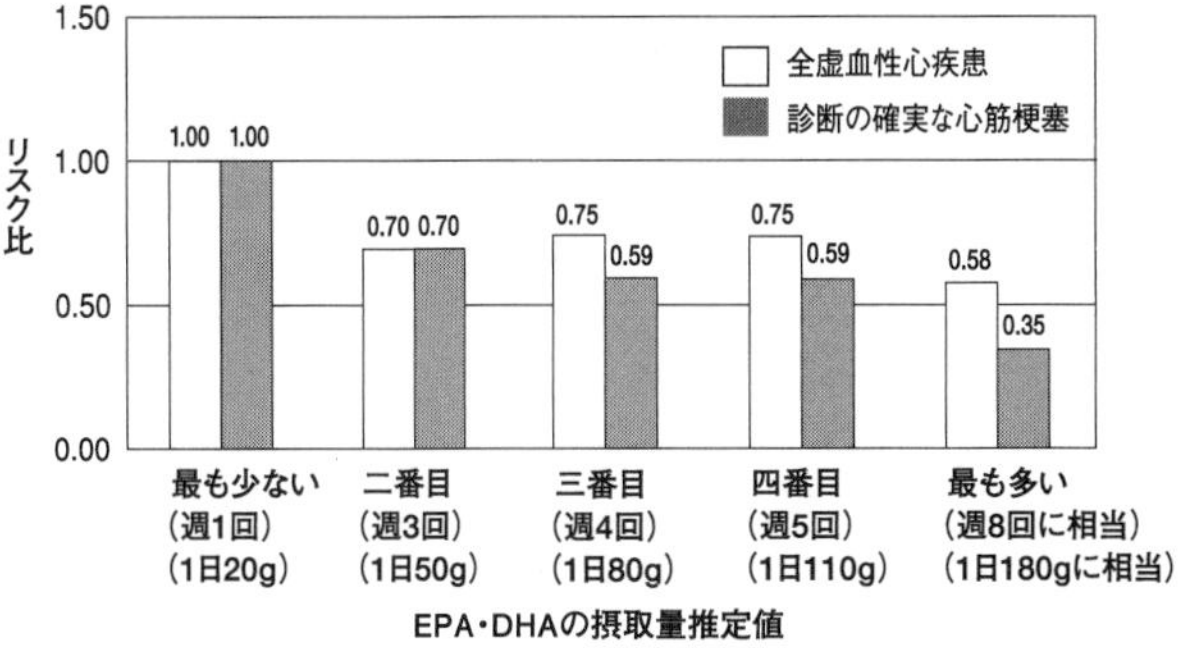

岩手、秋田、長野、沖縄の4県の住民、約4万人にアンケートをし、1990年から約11年間追跡調査をした結果、魚の心臓病予防効果がわかった。魚を食べる量が最も少ない人たちに比べて最も多く食べる人たちは心臓病のリスクが低くなり(上グラフ)、そして、EPAとDHAの摂取量によって比較すると、摂取量の最も多い人たちは、最も少ない人たちに比べて約40%、心臓病のリスクが低下することがわかった(下グラフ)。

(「厚生労働省研究班による多目的コホート研究ホームページ http://epi.ncc.go.jp/jphc/」より)

第八章

デブは一日にしてならず

――生体リズムに従うことが健康のコツ――

地球の動きに合わせると無理なくやせられる

健康長寿の前に立ちふさがっているのは生活習慣病。「生活習慣」というとおおごとに聞こえるが、毎日の暮らしの習慣で健康と不健康に分かれるということ。その分かれ道はほんのわずかな違いでしかない。どんな生活習慣が健康を阻害するかを考えれば、逆に健康に近づく道がわかってくる。

例えばさまざまな生活習慣病のもととなる肥満について、太りやすい生活とはどんな生活か、太っていく人の多くは、「自分が太りやすい生活を送っている」「カロリーオーバー」と自覚している。しかし、食べすぎをやめられないという。「早食い」「不規則な食事サイクル」「寝る前に食べてしまう」という人が多い。

注目すべきは、不規則な食事とか夜型生活といった生活リズム。

例えば、さまざまな調査で朝食抜きは太ることが報告されている。

一万六〇〇〇人を対象にしたアメリカでの朝食の調査（アメリカ厚生省　八八～九四年の調査）でも、朝食をとっていない人のほうが、ＢＭＩが高い。つまり太っているという結果が出ている。この調査では品目も調べていて、朝食で穀類・米中心の人とシリアル類、果物・野菜中心の人、乳製品や肉・卵が中心の人のなかで、**穀類・米を中心に食べている人がいちばんBMIが低かった。**朝から冷凍の中華まんじゅうをチンして食べさせるというお母さんがいるというが、これなども危ない。米、穀類がいいのだ。玄米ならさらにいい。忙しい現代人にはできないことはわかっているが、米を炊いて味噌汁の朝食なんて最高。おかずなんていらない。

太らない生活習慣は、まず和食。プチ・マクロビオティックな朝食でもいい。

ところが、太らないためには一日の摂取エネルギー量を減らしていくことがだいじだというので、つい朝食を抜く人が多い。夜型に傾きがちな都市生活だったりすると、なおさら朝食をとらない人が増えている。平成一六年国民健康・栄養調査では二〇歳未満の朝食欠食率も、約一一%と増加傾向にあることがわかった。子どもたちでさえこうなのだから、大人はもっと朝食を食べずに「一日二回の食事」スタイルになっている。これがいけないのだ。

しかも、食事回数が減るのはダイエットには最悪。一日の食事を二回にするのは、よく知られているように相撲の世界。力士は体重を増加させるコツとして二回の食事にしている。

食事を一日二回だけにして、食事と食事の時間があくと空腹の時間が長くなる。そのとき一個一個の細胞が飢餓状態に陥って、いわば食べ物を待ち構える状態になってしまう。そこに食べ物が入ってくると、細胞は食べ物を全部一気に取り込んで、脂肪を蓄積しようとする働きが高まってしまう。**太りたいならば一日二食。**太りたくないならば三食きちんととって、我慢をしないこと。太りたくないなら、一日のうちに極端な空腹状態をつくらないことが肝心なのだ。

特に朝は少量でもいいので必ずとろう。バナナ一本、少量のヨーグルトでもよい。とにかく何かを食べるようにしたい。できたら玄米。

朝食は脳の栄養補給という点からも必要だ。朝の脳はエネルギー不足の状態なので、エネルギーとなるブドウ糖を補給して初めて元気に働きだす。

また、朝食をとると便秘にもなりにくい。食べ物が胃のなかに入ると大腸が活発に動きだし、便が直腸に送られる胃・直腸反射が起こる。朝食をとって出すものを出せば、一日がさわやかに過ごせる。不快なだけでなく、便秘は大腸がんにもつながることがあるのだから、朝食で便秘を解消しよう。

朝食とは逆に、とってはいけないのは夜食だ。「夜中に食べると太る」とはよく言われるし、生活のなかでなんとなく実感しているが、これが正しいということが最近、科学的にも証明された。

体のなかには「ビーマル1《ワン》」というたんぱく質があるが、このたんぱく質は脂肪細胞に大量にあって、たくさんあればあるほど脂肪が蓄積されやすいことを日本大学薬学部の榛葉《しんば》繁紀《しげき》講師（現・准教授）らのグループがマウスの実験でつきとめた。「ビーマル1」は一日のうちで多いときと少ないときがあり、午後三時くらいが最も少なく、午後一〇時から午前二時にかけていちばん増加することもわかった。つまり、**昼間は「ビーマル1」は少なくその働きも小さいので、食べても脂肪の蓄積は少ないのだが、夜一〇時以降に食べると、たくさんの「ビーマル1」が働いて、脂肪が蓄積されてしまう。**

やっぱり夜遅くに食べると太るのだ。

しかも寝る前に食べることは、胃や消化器官の内臓に負担をかけ、朝起きたときに食欲がわかないという悪循環に陥るので、絶対やめたほうがいい。

がんになっても、それを笑って受け止める人

ぼくは二〇〇六年春、「がんに負けない、あきらめないコツ」というシンポジウムで、樹木希林《ききき りん》さんとステージの上で対談した。

樹木さんはご自身の乳がんの体験を率直に話してくれた。

「私はあまり物にこだわらないんです。癌という字は疒《やまい》だれに品の山と書く。あまり品物に執着するとがんになっちゃうって、常々言っていたんです」

思わず会場の皆さんとともに深くうなずく、ぼく。

「そしたら、自分ががんになっちゃいました」

暗いはずのがんの話で、たちまち会場は爆笑に包まれた。

「私にはずっと別居している夫がいるんですが、乳がんだからと、それだけは言っておこうと国際電話をかけたんです。すると、彼が『えっ』と絶句しまして。そのときにこの人いい人だなあ、と思ったんですよ」

「地球の命が四六億年、私はそのなかのたった六三年。死ぬと思ったけれどもたいしたことないなって、思いました。そのとき、夫との関係を修復しておかなきゃ、いい

人だなって思ったそのことを大切にしなくてはと。そして互いの気持ちが通じるようになったときに、夫の心も癒したかもしれないけれど、私の心も癒されたなと思ったんです」

がんになったことも、夫婦の心のすれ違いやふれ合いも、さらっと温かく笑いに包んで話せる人だ。

樹木さんは自分自身で病気と向き合い、手術後の体を自分らしくいたわって生きていた。がんになっても前向きに、自分の意思で行動する。仕事も選んで受けているという。そこにいい形のリズムが生まれていると思った。

彼女は術後、自分なりの方法で減量しようと考えた。

「乳がんと肥満は関係していると聞いて。私は抗がん剤もサプリメントも好きじゃない。それで少しやせようと思った。**地球が暖かくなったら食べるんです。地球が冷えそうになったらもう食べない。**お昼から午後七時くらいまでは好きな物を食べる。甘い物も食べますよ」

ぼくは二回、彼女と食事をしたが、実においしそうによく食べる。食べて循環して排泄しようという生活を心がけて、一〇kgやせたという。現在は五〇kgという体重を保っている。樹木さんは、無意識のうちに「ビーマル1」の働きを利用して、ダイエットに成功したのだろう。「ビーマル1」は体内時計の一つだ。地球の自転、二四時間に影響を受けている。樹木さんも宇宙の仕組みに従っていて理にかなっている。

「人間はミスをする動物」と樹木さんは言う。ミスをしてもいい。ミスを生かすことがだいじ。ご自分の顔を指差して、これがミスなのよ。つられて笑ってしまった。

「私はミスを生かして生きてきた」。すごいことを言う。頭のいい人だ。哲学的。食や生活のしかたが乱れてもいい。失敗してもいい。投げ出さないこと。あきらめないこと。明日からチャレンジすればいい。

「早食い」は食べすぎの原因だ

肥満のもとはなんといっても量の問題が大きい。でも、なかなかやめられない。ぼく自身もちょっと前までは、「満腹するまで食べなければ食事をした気がしない」というタイプだったので、その気持ちはよくわかる。

ぼくにとっては、食べることはストレス解消法にほかならなかったし、時間に追われる生活を長年続けたので早食いだ。大切な人と食事となると、喜んでもらいたいとついおいしいものを何皿も頼んでしまう。高度成長時代、がんばるのが大好きだった日本では、「早食い」も能のうちだと評価された。こんなにファストフードが普及したのだって、モーレツ時代の遺産かもしれない。

しかし早食いほど肥満になるし、体脂肪率も高くなる。

ライオン歯科衛生研究所が東京歯科大などと共同で行なったサラリーマン三四〇人の食生活調査では、**「噛《か》まない」「早食い」「一口の量が多い」人ほどＢＭＩが高い、つまり肥満度が高いことがわかったという**（平成一三年）。

東京慈恵会医科大学附属病院健康医学センターの、六四八一人を対象とした調査でも、早食いの人ほど太ることが明らかになった。早食いの人と早食いでない人とでＢＭＩ、体脂肪率、へその高さのウエストをそれぞれ調べたところ、男女とも早食いの人のほうが、ＢＭＩ、体脂肪率、ウエストの数値の全項目が高く、異常値の割合も高いことがわかった。

統計を見るまでもなく、ちょっと注意して周りを見れば、太っている人に早食いが多いのはよくわかる。早食いだと、ゆっくり食べる人と同じ量では早く食べ終わってしまうから、どんどん食べ進んでしまう。脳の満腹中枢が働き、もう食べなくていいという指令を出す前に食べ進んでしまう。**太らないためにはゆっくりゆっくり味わって食べる。よく噛んで食べる。これを守ろう。**

ぼく自身は完璧をめざさない、がんばらないダイエットだから、一日単独でのエネルギー量のコントロールはめざさずに、二日あるいは三日間の範囲で、帳尻を合わせている。食べすぎた翌日はぐっと控える。それでいい。

普段はそれでなんとかなるのだが、講演旅行が続き、各地でおいしい食事を用意してくださっていたりすると、ぼくはうれしくなって遠慮なくいただいてしまう。せっかくのご厚意だと思って……いやいや元来食い意地が張っているほうなので、満腹になるまで食べてしまう。せっかく腹八分目が身についてきているのだが、講演旅行が続くとあとが大変だ。でも、二～三日で調整できないときは、なんとか四～五日で調整している。

一～一・五kgくらいならやせるのも早いが、これが二kgを超すとなかなか元に戻すのがしんどくなるので、今度はメンタル的にもヤケを起こしやすくなる。ダイエットなんかやめようと揺れる。このへんが分かれ道だ。もちろん投げ出さない。へこたれないのだ。ボチボチ、再びダイエットを始める。

満腹まで食べるというのは問題が大きい。東京医科歯科大学の湯浅保仁《ゆあさやすひと》教授らの研究では、満腹するまで食べる習慣のある人は、がん化を抑えると考えられている遺伝子、「ＣＤＸ２」の働きが低下するという。逆に「腹八分目」とか

「食事量を少なくしていた」という人では、がん抑制遺伝子の機能低下は少ない。満腹まで食べることは、がんにつながりかねないわけだ。やはり満腹はよくないのだ。

アンチエイジングにも満腹はよくない。メタボリック症候群にも満腹はよくない。これは時々、カマタがカマタ自身に言って聞かせている言葉。

嚙めば嚙むほど健康で長生き

食べすぎを防ぐためにはよく嚙んで食べる習慣をつけるといい。早食いの人は嚙む回数が少ないことがほとんどだ。極端に言えば嚙まずに飲み込むから早く食べられるわけだ。よく嚙むようにすれば、自然にゆっくり食べることにつながる。よく嚙めば満腹中枢が働いて、少量でも満腹満足感を感じることができる。

よく嚙むことにはさまざまな効用がある。よく嚙むと唾液がよく出ることは実感できることだが、この唾液の働きがだいじ。嚙めば嚙むほど唾液が出るし、唾液は出れば出るほどいいといえる。まず**唾液は口のなかをきれいにしてくれるから、虫歯や歯周病を防ぐことができる。**唾液に含まれる酵素が働き、発がん物質の働きを消してくれる。そしてもちろん、唾液のなかには消化酵素が含まれているので、消化を助け、胃腸の働きを促進する。

噛むということ自体が脳にもいい。よく噛むと脳への血流が増し、脳へ酸素と栄養が運ばれる。そこで脳細胞が刺激され、活性化する。認知症の予防にもなる。

ガムを噛んでいるときと安静にしているときの脳の血流を比較すると、ガムを噛んでいるときには記憶に関係する部位が活性化しているという報告がある。マウスの実験では、年を取って噛む機能が低下すると脳の機能が衰えるという報告もある。

成長期の子どもにとって噛むことは大切だし、高齢者にとっても生活の質をキープするため、記憶力をはじめとする脳の機能を維持しておくには、噛むことがとてもだいじ。

その大切な噛むという作業をするために、自分の歯を保ちたい。今から歯を守っていれば、年を取っても自分の歯で食べることができ、健康を保つことができる。

つまりよく噛めることがだいじなのだ。よく噛めると食事が楽しめる。歯がしっかりしていると会話が楽しめるし、趣味や生きがいをもっているのもよく噛める人たちだ。クォリティ・オブ・ライフという「人生の質」が高くなる。

厚生労働省は「八〇歳でも自分の歯が二〇本」という状態を保とうと、八〇二〇運動を展開している。ぼくは八〇歳になったとき三二本の歯があるように、天然フッ素の多いミネラルウォーターを毎日寝起きに五〇〇cc愛飲している。東京医科歯科大学の予防歯科学の准教授（現・メンタルバランス研究所会長）、志村《しむら》則夫《のりお》先生から勧められた富士山のキツタ水だ。精子や卵子をつくる微量元素で、セックスミネラルともいえる亜鉛も含まれている水で気に入っている。

腸をいじめない

噛むことは消化の入り口だ。よく噛めば消化がうまく進み、腸がよく働ける。逆に、よく噛まずに食べれば腸をいじめることになる。

腸は体を守るだいじな免疫機能をつかさどっている。リンパ球の六〇％は小腸に存在しているのだ。快感と関係しているセロトニンの八五％も腸に存在する。だから、食べるとセロトニンが分泌されて、幸せ感や満足感をもたらす。

がんばって仕事をしてストレスにさらされている人は、穏やかに生きるために消化器官をゆっくり働かせることが必要だ。会話をしながら、しっかり噛んで、時間をかけて食事をすることがいいのだ。また、食物繊維の多い寒天、野菜、海藻類、こんにゃく、芋、山菜などをたくさんとることも大切だ。消化管のぜん動運動が長く続くと、副交感神経が刺激されて、リンパ球が増え、免疫力が上がり、セロトニンが増え幸せ感が増すのだ。

腸内のぜん動運動が盛んになると、腸はいい働きをする微生物菌の住処《すみか》となっていく。いい微生物菌が腸にいると、全身の免疫もいい状態になる。

ヨーグルトなどをはじめとする有用な微生物菌を取り入れるといい。ぼくは牛乳を乳酸菌で発酵させてヨーグルトにして毎日食べている。

有用な微生物菌にとってのいい環境が必要だ。食物繊維を多くとれば腸環境はよくなる。そうすれば便秘の解消、下痢の防止はもちろんだが、免疫機能が高くなることによる感染防止やアレルギー防止効果がある。また、動脈硬化の改善、がん予防の効果など、次々とよい連鎖が出てくる可能性があるのだ。

脂肪や動物性たんぱくが多すぎる不健康な食事を続けると、便は重く水に沈むが、食物繊維たっぷりの食事では、便は軽く水に浮く。「人間は軽くないほうがいいけれど、体重とうんこは軽いほうがいいんです」。水洗トイレの水のなかで、自分のうんこが浮くかどうか、いちばん簡単な健康チェック。——これは健康づくり運動のなかで、ぼくが繰り返し言ってきたことだ。繊維の多い食事をとっているときは、うんこが浮くのだ。信じて見てください。うんこが浮いているときは、自分を褒めていい。沈むときは、野菜、きのこ、寒天を食べよう。さらにだいじなことは、**「腸内で乳酸菌を増やして、少々すっぱいにおいの黄金色の便を出す」**ということ。

いいうんこと毎日対面できるあなたは、腸に優しい生活ができているという証しなのだ。目標は軽くてすっぱい黄金色のうんこ。腸をいじめてはダメ。

体内時計に従えば、内臓脂肪を減らせる

命を守る三つのつながりの一つ、人と自然のつながりとは、ぼくたちと外界の関係にとどまらない。体のなかの自然ともつながっているのだ。実はこれが重要。

四六億年前に誕生した地球の上で、生物は三六億年をかけて進化し、ぼくたち人類は数百万年前に生まれた。その遺伝子には母なる地球の鼓動が分け与えられている。

生物は約二四時間という地球の自転に合わせて体内時計を持ち、リズムを刻むようになった。生物の持つほぼ二四時間のリズムを、サーカディアンリズムと呼ぶ。「概

日リズム」、つまり約一日の周期という意味で、このリズムを刻んでいるのが時計遺伝子だ。

名古屋大学大学院の近藤孝男《こんどうたかお》教授の研究室は、シアノバクテリアを使い、その時計遺伝子を発見。その遺伝子が作る「カイ」たんぱく質が化学反応でリズムを刻んでいることを発見した。バクテリアのようなごく単純な生物にもリズムを刻む遺伝子があって、その遺伝子はたとえ試験管のなかに置かれていても時を刻むというわけだ。**ロマンチックな話だ。地球上のすべての生物は母なる大地、地球の鼓動を感じている。**

ぼくたち人間も体内時計で地球のリズムに合わせて生きている。体のなかに自然を持っていると言っていい。動物には夜行性のものもいるが、人間は太陽のエネルギーを最大限に利用するために、昼に活動し夜に眠るという、昼夜のリズムにセットされている。**太陽が昇ると体温も血圧も上がり、交感神経優位の状態になって体は行動態勢をとる。脳のなかでも脳を調整するセロトニン、やる気を出してくれるドーパミン、集中力のもとであるノルアドレナリンの分泌が盛んになる。**だからぼくたちは昼間、活動的になって気持ちよく働ける。太陽がかげって暗くなってくると体温が少しずつ下がり始め、睡眠中は体や脳を冷ましてくれる。

血圧や脳の血流も鎮静化する。だから夜はいい睡眠をとることが体や脳にとって大切なのだ。こうして一日一日消費と再生を繰り返して、ぼくたちの健康が保たれている。自然から与えられたリズムに合った生活習慣で生きていくことが、だいじなのだ。

体のリズムを刻む体内時計の中枢は、脳の視床下部にある視交《しこう》叉上核《さじょうかく》という部分だ。内臓にもそれ自体に体内時計はあるのだが、それらを指揮しているのは脳のリズムセンターである視交叉上核だ。朝、明るくなると目の奥に位置する視交叉上核は光をキャッチして、活動を始める。その情報は脳の松果《しょうか》体《たい》というところに伝えられ、一四時間くらい後にメラトニンという脳内物質の分泌が増えるようにセットされる。

朝七時に起きたのなら、一九時ごろから体温が少しずつ下がりメラトニンも増え、さらに三時間後くらいに眠気が訪れる。ここでぐっすり眠ると体内時計のリズムが崩れることがない。テレビ放送が始まる五〇年ほど前まで日本人はこの時間に寝ていた。ぼくたちは体内時計に合った自然な生活をしていた。**たった数十年の間に、不自然な夜ふかし生活が始まった。不眠やうつや不登校や逆ギレや生活習慣病の一部は、サーカディアンリズムから逸脱した生活が関係している可能性がある。**ぼくはこの時間どおり、夜一〇時ごろになると眠くなる。一〇時半ごろから寝るしたくを始める。入浴をして歯をみがいて一一時ごろから自分でプロデュースしたCD「ひまわり」を聞きながら眠りに入る。一〇分で自動的に音楽が切れるが、それまでにぼくは深い眠りに入っている。太陽が昇る時間に起きる。この原稿も朝の四時に起きて書いている。夏の朝は早い。冬の朝はゆっくり。五時ごろに起きる。体内時計には三〇分くらいの個人差があり、あるいはまた前日に寝不足だったりするとリズムにズレが生じるのだが、朝、光を浴びると視交叉上核がそれを感知して、二四時間にリズムをリセットしてくれる。毎朝、決まった時間に起きることが、体内時計の微妙なズレをどんどん大きくしていかないためには、必要なのだ。

時間帯によって、脂肪の蓄積のされかたが変わるのは、「ビーマル1」の作用だと先ほど書いたが、「ビーマル1」は時計遺伝子の一つだ。「ビーマル1」が一日のうちで減ったり増えたりというリズムをもつように、DNAに結合した他の時計遺伝子もリズムをもっていて、それらが作用して体内時計のリズムができ上がっている。

人間は本来、体内時計のリズムで生きてきた。

夜は眠り、朝起きて食べ、日中に活動する。体を休め、睡眠をとるべき夜中のエネルギーを大切にとっておきたいから、「ビーマル1」が働き脂肪を作る。夜遅くに食べたものは脂肪になりやすい。体内時計の働きを無視した現代の夜型生活では、肥満という命を縮める結果を生んでしまうのだ。

●脳内物質の分泌は朝、盛んになる

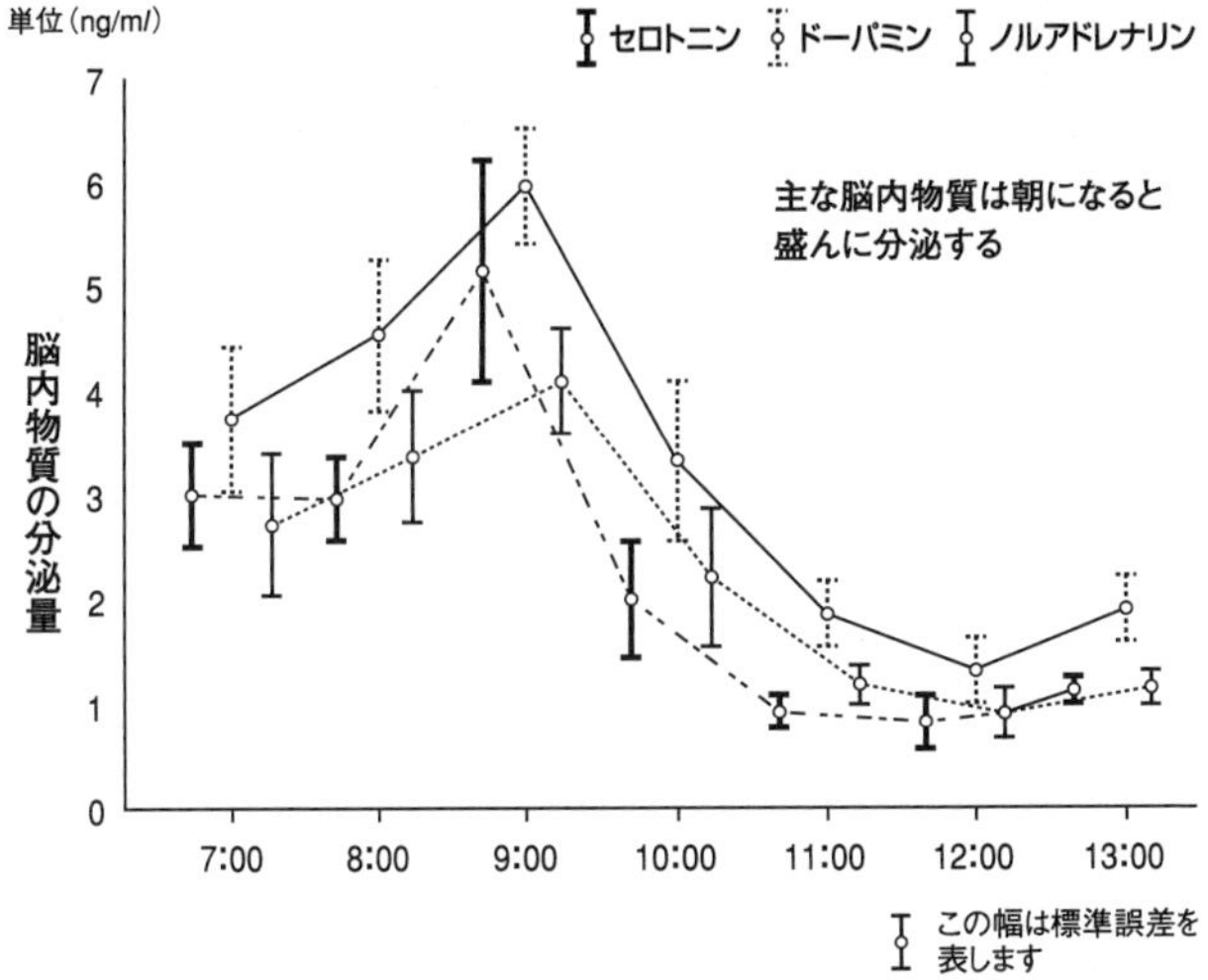

（『ボケない脳をつくる』篠原菊紀著　集英社より）

生体リズムを合わせないとどうなる？

人にはいくつかの体内時計があり、数種類のリズムがあって、
脳と体では別のリズムを刻んでいる。
脳のリズムセンターは、視床下部の近くにある視交叉上核。
ここで刻まれる生体リズムは約25時間。この約25時間の
生体リズムを24時間に合わせないでいるとどうなるか。
読書ができるくらいの明るさに設定された隔離された空間で、
時計もなく生活しているとどうなるか、という実験がある。
被験者が眠りに入る時間は少しずつ遅れていき、
それに伴って起きる時間も少しずつ遅れ、約25時間の
サイクルになる。子どもが自分の部屋に閉じ込もれば、
当然昼夜逆転が起きてくる。地球のリズムと調和しない、
昼夜逆転の生活になってしまうわけだ。

睡眠不足、夜型生活がつくる肥満

夜は睡眠をとって休息し、朝日を浴びて快適に目覚める。これが心も体も健康に保てる、体内時計のリズムに合った人間の本来の姿だと思う。

ところが睡眠が今、危機だ。**夜型生活で体内時計を無視した生活を続け、睡眠障害になって体と心の健康を損なっている。**

二〇〇一年の総務省の調査によると、午前〇時から〇時半にかけて起きている人が、一七・六%もいる。それどころか平日の午前三時から三時半に起きている人が、なんと三・四%。夜ふかし族が多い。

アジア、アメリカ、ヨーロッパの二八カ国、一万四〇〇〇人の睡眠習慣についての調査(エーシーニールセンが二〇〇四年九月二八日から一〇月八日に行なったインターネット調査)によると、最も睡眠時間が短いのが日本人で、四一%が六時間以内の睡眠時間だった。睡眠不足が広がっている。

睡眠時間をどれだけとればよいかは、個人差があると思う。

平均的には七時間ともいわれているが、短くても深くて質のいい睡眠がとれれば、十分にリフレッシュできる習慣をつくれる。人間の体はそれぞれ皆違う、個人差があるのだから、その人に適した長さでぐっすり休めればいい。

ぼくの**睡眠時間は平均して四時間半**くらいだろうか。いわゆるショートスリーパーなのだと自分でも思う。でも、それでだいじょうぶなのは朝型だからだと、体験的に感じている。夜ふかしはしない。朝が早いのだ。**高校生のころから四時半には目覚め、本を読んだり音楽を聴いたり勉強をしたりした。以来かれこれ四〇年近く、朝の時間を大切にしてきた。**睡眠で一日の疲れがとれたあとだからだろう、朝は一人静かな気持ちで自分と向き合える時間であり、新しい発想、思いつきがわいてくる時間だ。

しかし、日本人のだれもがぼくのようにショートスリーパーというわけではない。睡眠不足の夜型生活が続くと、いい睡眠がとれなくなる。ノンレム睡眠―レム睡眠という二相の睡眠のサイクルがしっかり繰り返されているのがいい睡眠だ。レム睡眠のときは脳は情報整理をしていて、記憶を定着させる働きをする。ノンレム睡眠は大脳も含めて休息する深い眠りで、そのときに成長ホルモンが分泌され、これが疲労回復に役立つ。睡眠不足でいい睡眠サイクルがうまくとれなくなると、眠れない、寝つきが悪い、眠りが浅い、昼間に眠たいなど睡眠障害が起きる。疲労感がたまり体調が優れず、家事や仕事に影響するという状態にもなってくる。集中力、記憶力も落ちて、ときには重大な事故につながることもある。

睡眠不足は肥満にもつながる。シカゴ大学付属臨床研究センターの研究グループは、睡眠時間を短縮すると、食欲抑制ホルモン・レプチンの分泌が低下し、食欲促進ホルモン・グレリンが増加することを突き止めた。睡眠不足が空腹感を増し、食欲を増大させることも報告している。睡眠不足でいつもイライラ不満感があるのを、食べることでまぎらわすから、肥満につながるのだ。

肥満だけではない。睡眠不足の夜型生活は体内リズムを壊してしまう。規則正しい生活なら毎朝リセットされる脳のリズムセンターが、リセットされないままとなり、最初はわずかだったズレが次第に大きくなってしまう。脳のリズムセンターと体のなかのさまざまな体内時計とが調和しなくなり、ホルモン分泌などにもだんだんと悪影響を及ぼしていく。アメリカの研究では、体内時計が壊れたマウスは太りやすく、糖尿病や高脂血症を引き起こしやすいという結果が出ているとも聞く。

当然、心への影響も出てくる。

日本睡眠学会によると、自殺未遂者の八割に深刻な睡眠不足が見られたという。日本では今や自殺者は年間三万人、八人に一人がうつ傾向だといわれるが、豊かな眠りがあれば、この数は、ぐっと減っていくに違いない。

いい眠りがあなたをやせさせる

心と体の健康のために、今、豊かな睡眠を取り戻す必要がある。それにはなんといっても、朝、一定の時間に起きて、体内時計をリセットさせることがだいじだ。規則正しくというのは現代の忙しい生活ではなかなか難しいけれど、それを補う工夫をしたい。

例えばぼくのように睡眠時間が少ない習慣がついている人間は、わずかな時間でも熟睡できる。体が睡眠を要求して補っているのだと思う。茅野から東京へ行くとき、特急あずさの乗車時間は二時間一五分だが、そのうち一五分間だけ眠る。**ほんの少しの睡眠が、体も脳もリフレッシュさせてくれる。**体内時計のリズムが整っていると、少しのうたた寝がよい方向に向くようだ。ぼくは普段、目覚ましをかけるということはまずない。よほどの大切な用事があるときは念のために目覚ましをかけるが、鳴り出す数分前に自然にふっと目が覚める。ウーム、体内時計のリズムが整っているからに違いない、と満足している。

昼の活動も眠りを左右する。日中にしっかり体を動かし、活動量の足りない人は積極的に運動をして、メラトニンの働きで眠気がきたときには、ゆっくり体を休めて温める。心も体も温めてあげると睡眠にぐっと入りやすくなる。部屋が暖まると、深部体温がいったん上がり、そして下がり始めに眠くなる。この変化が大切なのだ。運動だったら、仕事帰りに体を動かし、家に帰って食事をして、ゆっくり休む。**睡眠の三、四時間前に軽い運動をするのはとてもいい。お風呂だったら就寝一時間前に入る。**

眠る環境を整えることも大切。例えば、就寝間際までパソコンに向かっていると、その非常に明るい光がメラトニンの分泌を邪魔してしまう。明日のパンを買うためにコンビニに行くと、明るい光のなかに身を置くことになりメラトニンの分泌を妨げる。床に就く前は、部屋を少し暗くするくらいがいいと思う。読書灯をつけ本を読んでもいい。軽く音楽を流してもいいと思う。

眠れないあなたのため、おすすめの一品がある。

ぼくは二〇〇四年から、NPOを通じて、イラクの四つの小児病院へ毎月三百万円ほどの薬の援助をしている。イラクの病気の子どもたちを助けたいのだ。二〇〇五年は一年間で約一億円の支援をした。二〇〇六年、チェルノブイリとイラクの子どもたちへの支援のために、「がんばらないレーベル」という新しいNPOの音楽会社を立ち上げた。ぼくがプロデュースして、ジャズサックス奏者の坂田明のCDアルバム「ひまわり」を制作した。これまでの激しいスタイルのジャズで知られた坂田明から、温かでやわらかな新しい坂田明の世界が生まれ、八〇〇〇枚のヒットとなっている。「ひまわり」は優しく、心地よく、すーっと睡眠に入っていける。ぜひ、お試しを。

さて、どうしても寝つけないからといって、薬代わりなどと言って寝酒を飲む人がいる。一杯くらいならいいだろうが、それが次第に量が増えて、カロリーオーバーの一因になったりする。アルコールってけっこうカロリーがあるのだ。アルコール依存症になったりという悪循環に陥ってしまうこともある。それに比べれば、豊かな睡眠のリズムを作り出すためと割り切って、軽い睡眠薬を服用するほうがよいこともある。配慮のある内科や心療内科、精神科などの医師に相談するといいと思う。

いい食といい睡眠は、健康だけでなく家族の絆をつくってくれる

睡眠の問題、体内リズムの乱れに関していちばん心配なのは、子どもたちのことだ。

大人の睡眠不足が肥満につながるように、小さな子の睡眠不足は子どもの肥満を招くという。富山大学大学院の関根《せきね》道和《みちかず》准教授らのグループは、睡眠時間が九時間未満の三歳の子どもが中学一年生になったときと、一一時間以上の子どもが中学一年生になったときを比べると、**睡眠の短い子は多い子の一・五九倍も肥満になる率が高かったという。**

睡眠時間が短いと、夜間に分泌される成長ホルモンの量が減り脂肪が分解されなかったり、交感神経の活動が影響して、肥満になりやすいようだ。子どもの肥満は子どもの生活習慣病につながる。なんとかしたい。

朝、起きられずに不登校につながってしまう子どもがいる。大人の夜型生活が子どもたちの睡眠を壊し、体内リズムを乱しているのではないかと危ぶまれている。

睡眠と覚醒《かくせい》のリズムが乱れ始めると、幸せホルモンとも呼ばれる脳内物質セロトニンの分泌が低下して、幸せが感じにくくなってしまうし、生きていることに喜びを見いだせなくなって、ストレスに弱いキャラクターをつくり出してしまう。

生まれたての赤ちゃんは、体内時計ができ上がっていないし睡眠のサイクルもできていないので、短い睡眠と覚醒を繰り返す。次第にリズムができてきて、生後四カ月ごろになるとリズムができてくる。赤ちゃんの脳は「昼間は起きているのだ」と覚え、夜は眠りにつくことを覚えていく。子どもたちにこの体内リズム、睡眠—覚醒のリズムを身につけさせてあげることはぼくたち大人の大きな役割だと思う。食と眠りはだいじな生活習慣である。これが壊れると、体と心の健康がアブナイ。食と眠りが壊れると生活習慣のリズムが乱れ閉じこもりなど、社会とのかかわりがアブナクナル。

食が壊れると自分の健康が壊れるだけでなく、食文化が壊れ、家族の絆がアブナクナル。

食や眠りが壊れると、大好きな日本がアブナクナルような気がする。だから、この本は中年のメタボリック症候群一歩手前のおじさんやおばさんだけでなく、子育てをしている若いお父さんお母さんにも読んでもらいたいと思っている。

いい食といい眠りで心と体が健康になるだけでなく、いい家族ができ、いい国をつくれる。そう信じていい。

第九章

究極のアンチエイジング

――老化の原因はフリーラジカルだった――

老化の原因「フリーラジカル」の正体

ぼくたちの体は約六〇兆個の細胞からできている。これらの細胞の一つひとつが、複雑な働きをして、それぞれの役割を果たしているから生命が維持されている。ところが年を取ると、これらの細胞が傷つけられて本来の機能を失った結果、死滅してしまうという現象が起きる。それがいわゆる老化だ。

細胞が傷つけられるのは酸化という現象が起きてくるからで、年齢とともにいわば体が錆《さ》びついてきてしまうのだ。そしてその錆の正体が、「フリーラジカル」だ。肌にシワやシミができるだけでなく、血管も脳細胞もフリーラジカルによって老化されていく。

がん、糖尿病、動脈硬化、心臓病、脳卒中といったいわゆる生活習慣病や認知症もフリーラジカルが関係していることがわかってきた。

では、「フリーラジカル」とはいったい何なのか。若々しい心と体でいるためには、まずフリーラジカルの正体をつかまなくてはならない。そうだ、詳しい話は、以前から親交のあった吉川先生に聞いてみようと、ぼくは早速、京都に飛んだ。

京都府立医科大学の吉川敏一教授は、国際フリーラジカル学会会長でもあり、フリーラジカル研究をリードするドクター。ぼくがお会いしたその日も、マレーシアで開催されたアセアン地区のフリーラジカル国際学会から帰国したばかりだった。吉川先生は疲れも見せず、スラスラと話し始めた。

「日本では『活性酸素』という言葉がポピュラーになっていますが、これもフリーラジカルの一種です。フリーラジカルとは『ペアになっていない電子を持っている、原子や分子』のことをいうのです。

通常、電子は二個がペアになって安定しているんですが、フリーラジカルは電子がペアになっていないためにとても不安定で反応性が高い。つまり、そばにある他の分子や原子から電子を取ってきて、自分もペアになって安定しようとするわけです。こうやって、他から電子を取ってくることを『酸化する』というのです」

うーん、原子の話は、高校を卒業してから何十年もたっている。難しい。でもここがだいじなのだ。わからないところは飛ばし読みしよう。結論で役に立つ話がバーンと出るので、そこまで我慢して。

この本の読者の皆さんには、ピンとくるかなあ……とぼくが腕組みをすると、吉川先生はニコッとほほえんで、講演などで使う話を披露してくれた。

「フリーラジカルは、電子がペアになっていないということで、独身男性だと思ってください。特に若い独身男性の場合、これは非常に危険な存在で、隣のカップルの嫁さんを奪ってきてしまう。

こんなふうに、ペアになっていたカップル（電子）から嫁さん（片方の電子）を奪うことを『酸化する』というのです。

酸化されたほう、つまり奪われて取り残された男性のほうは傷つきますよね。今度は自分がフリーラジカルと化して、別のカップルから女性を奪おうとする。こうしてどんどん酸化の傷が広がっていくんです。フリーラジカルとは、酸化する力が非常に強い不安定な物質なんですよ」

実は空気中にある酸素もフリーラジカルだ。だから例えば、空気中に油を放置しておくとドロドロして嫌な臭いがしてくるし、鉄は錆びてボロボロになる。これらはすべて、フリーラジカルである酸素が油や鉄の分子から電子を奪った結果として起こる酸化反応なのだ。

毎日、いや毎分毎秒、空気中の酸素を吸って生きているぼくたちの体内でも、これと同じような酸化反応が起きている。つまり、生きているということ自体が細胞を錆

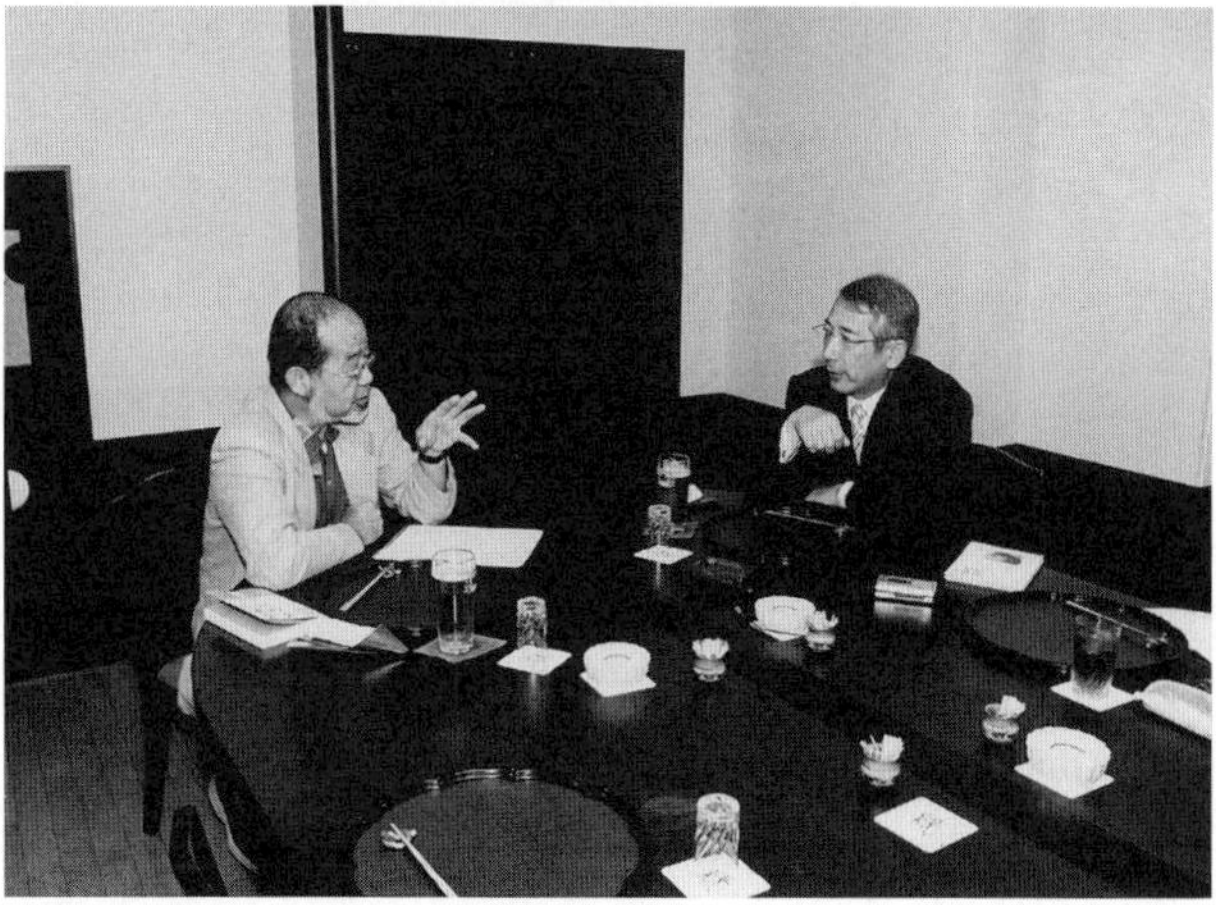

撮影／岡田克敏

吉川敏一（よしかわ　としかず）

医学博士。京都府立医科大学教授。1973年京都府立医科大学卒業、同大学助手、米国ルイジアナ州立大学、東京大学先端科学技術研究センターで客員教授を経た後、95年京都府立医科大学第一内科学教室助教授、同教授。03年より京都府立医科大学大学院医学研究科生体機能制御学教授。日本過酸化脂質・フリーラジカル学会会長、日本フリーラジカル学会理事長、国際フリーラジカル学会会長などを歴任。一般向けの著書に『専門医が教えるビタミン・ミネラル早わかり』（幻冬舎）、『不老革命　老化の元凶「フリーラジカル」と戦う法』（朝日新聞社）など。

びさせ、さまざまなダメージを体に与えてしまう可能性があるのだ。

吉川先生は言う。

「われわれは空気中の酸素と食物中の栄養分を体内に取り込むことで生きています。人間の体を作っている六〇兆個の細胞は、この酸素を使って栄養分をエネルギーに変える作業を絶え間なく行なっているのです。

このときすべての酸素を使いきれずに、二~三%の酸素由来の物質が残る。このわずかに残った酸素由来の産物のなかに、フリーラジカルが含まれているんです。これを酸素由来のフリーラジカルと言いますが、酸素よりも活発に反応するので『活性酸素』と言います。

実は空気中の酸素は、人にたとえると六〇歳から七〇歳くらいの男性で、他のカップルの女性(電子)を奪ってくるスピードは遅いんですね。ところが、酸素から生まれる活性酸素は一七~一八歳の元気な若者のようなもので、なんでもかんでも一瞬のうちに奪い、酸化してしまうのです。活性酸素はわれわれが体のなかで自ら作り出しているものだから、量も最も多い。体に対していつも少しずつ悪さをしているのです」

つまり、ぼくたちが呼吸をしている限り体内ではフリーラジカルが発生し、老化が進む、ということになる。

酸素は体にいいもので、酸素を吸えば元気になると思っていた人も多いだろう。疲労回復のために酸素を吸わせてくれるサロンもあるようだが、これは大きな間違いだったのだろうか。

吉川先生によると、激しい運動をしたあとなど酸素が不足している状態のときに酸素を補うのは悪いことではないけれど、不足してもいないのに過度の酸素をずっと吸い続けると、例えば酸素濃度の高い部屋に何年も暮らしていれば、やはりフリーラジカルが大量に発生して、寿命は短くなるという。

おまけに、フリーラジカルには酸素と関係のないものもあるという。

「例えば細胞膜の脂質が、活性酸素によって酸化されると、その脂質自体もまたフリーラジカルに変質して次々とフリーラジカルを生み出し、最終的には過酸化脂質という人体にとって非常に有害な物質になってしまいます。

これが細胞膜にたまると細胞そのものを破壊し、臓器や血管にまで大きなダメージを与えてしまいます。

また、人間の体に備わった免疫機能によってできるフリーラジカルもあります。細菌やウイルスなどの外敵が体内に侵入すると、好中球やマクロファージという白血球の仲間が出動してきて、外敵を倒す武器としてフリーラジカルを放出するのですが、そのとき周りにある細胞も傷つけてしまう。すると、傷ついた細胞を治そうとさらに白血球が集まってきて、あとはもうフリーラジカルの爆発のような酸化が局所で起こってくるんです」

フリーラジカルは体内の至るところで発生し、ぼくたちの体を痛めつける。

生活習慣病にフリーラジカルが関与しているんだ

フリーラジカルがもたらすダメージを、いくつか具体的に見てみよう。

「脂の酸化」と聞いて思い出すのが、悪玉コレステロールと呼ばれるＬＤＬの話だ（一七三ページ参照）。吉川先生もまた「**ＬＤＬは火のついていないダイナマイト**」だと言う。火がついていなければ、たくさん持っていてもさほど心配はない。しかし、フリーラジカルによって酸化され、酸化変性ＬＤＬとなると動脈硬化を引き起こす。

悪玉コレステロールが高くても心配ない。酸化ＬＤＬが多くならなければよい。ＬＤＬが高い人は抗酸化物質をたくさん食べればいいのだ。抗酸化物質については、あとでお教えしよう。

また、好中球やマクロファージがかかわるフリーラジカルでわかりやすいのは、ピロリ菌だろう。ピロリ菌は胃潰瘍の原因といわれているが、これが胃に住みついているだけではすぐには胃潰瘍にはならない。

ピロリ菌を白血球のフリーラジカルが攻撃することで、周りの細胞まで酸化されて傷つき、炎症が起こって胃炎や胃潰瘍が発症する。ピロリ菌が胃潰瘍を起こすのではなく、ピロリ菌を異物と見なして、攻撃しようとする免疫反応で潰瘍が起きている場合が多いのだ。だから抗生物質でピロリ菌を退治しておけばフリーラジカルは発生しない。

このようにフリーラジカルの悪循環を放っておくと、さまざまな生活習慣病を引き起こす。

吉川先生はなかでも最近増えてきているのが糖尿病だと指摘する。血糖値を下げる働きをするすい臓のβ細胞がフリーラジカルによって破壊されると、血糖値のコントロールができなくなって糖尿病を発症する。糖尿病になって血糖値が高くなると、糖自身がフリーラジカルを産生したり、糖によってフリーラジカルを消去するような酵素が働かなくなるなど、さまざまな悪循環が起こり、腎症や白内障などの合併症も引き起こす。ついには血管がやられてしまい、全身の疾病に発展してしまう。

他にも、がん、認知症、ED（勃起不全）、関節リウマチ、女性ホルモンの低下による更年期障害など、多くの病気や老化現象にもフリーラジカルが関与している。

なお、フリーラジカルは外的要因によっても発生する。その最たるものが**紫外線**で、白内障や皮膚の老化現象であるシミやシワを作り出す。**タバコ、排気ガス、ストレス、睡眠不足などもフリーラジカルを過剰に発生させてしまう要因となる。**

こうして見ていくと、ぼくたちは体の内外からフリーラジカルにさらされていると言っても過言ではない。

抗酸化力を高めれば生活習慣病になりにくくなる

この恐ろしいフリーラジカルに対して、人はなす術《すべ》がないのだろうか。いや、そんなことはない。ぼくたちの体には、酸化に対抗する力＝抗酸化力が備わっている。

同じ年でも「この人、若々しいな」と思う人と、「ずいぶん老けてるな」と見える人がいるのは、フリーラジカルを抑える抗酸化力が、個人個人によって違うからだ。

具体的には、フリーラジカルを消去したり無毒化する抗酸化酵素や、その働きを助ける補酵素など、体内に存在する「抗酸化物質」の量が異なるからだ。

抗酸化物質をたくさん体内に維持できれば、見た目も細胞も若々しく、「健康寿命」を長くすることができるのだ。しかもうれしいことに、抗酸化物質は食事やいい生活習慣を続けることで増やすことができるのだ。

抗酸化物質を食物からとる場合、まず一番に挙げられるのが、「緑黄色野菜」だ。野菜に含まれる各種ビタミンは健康維持に欠かせない。なかでも**ビタミンC、ビタミンEは抗酸化作用が強く、がんや老化の原因となる活性酸素の働きを抑えてくれるし、生活習慣病の予防にも欠かせない。**体内でビタミンAに変わるβカロテンなどのカロテノイドもまた、抗酸化の働きが大きい。

吉川先生はおもしろい見分けかたを教えてくれた。

「動物でも植物でも色のついたものがいいですね。エビなどは藻を食べて赤い色素を摂取し、そのエビをタイやサケが食べて、タイの皮が赤くなったり、サケの身や卵のイクラが赤くなる。これらの赤は、すべて藻のアスタキサンチンという色素なんです。そもそも色のついた野菜や動物は、フリーラジカルを産生させる紫外線防止対策として自ら色をつけている場合が多い。だから天然の色素には、それ自身に抗酸化物質を含むものが多いんです」

そうか、抗酸化物質をたくさん暗記しておくことは無理でも、「色のついたもの」を食べるように心がけるのは、すぐにもできそうだ。

「赤ワインもいいんですよ。あの赤い色はブドウの皮にあるアントシアニンという紫色の色素で、さらにブドウの種にあるレスベラトロールという物質も赤ワインに含まれています。どちらも長寿遺伝子を目覚めさせるといわれるポリフェノールで、その両方がアルコールで抽出されている。非常に有効な抗酸化物質です」

赤ワインに関しては、あんまり世間が騒ぐのでぼくはちょっと怪しんでいたのだが、吉川先生が言うのだからやっぱりいいらしい。でも、アルコールをとりすぎるのは、他の弊害もあるので悩むところだ。

「ブドウの種の中のポリフェノールは、アルコールでないと抽出できないのです。それに他のものより、赤ワインのポリフェノールは質がいいのです。それに実はアルコールそれ自体も抗酸化物質なので、いい面があるのです。ただ、飲みすぎると逆に活性酸素やフリーラジカルを産生させるもとになる。だから、飲むなら赤ワイン一〜二杯というのがおすすめです。料理などに使ってアルコールを飛ばして摂取するのが理想的ですね。

●ビタミンC、ビタミンE、βカロテンを多く含む食べ物は?

抗酸化力の高い栄養素の代表格はビタミンC、ビタミンE、βカロテン。
無理せず食べられる分量に、これらのビタミンをたくさん含んでいる
食べ物には次のようなものがある。

ビタミンCを多く含む

野菜では赤ピーマン、菜の花、ブロッコリー、かぶの葉、カリフラワー、
さつまいもなど。くだものでは、いちご、みかん、ネーブル、柿、キウイなど。
*ストレスが大きいとビタミンCはどんどん消費されるので、
たくさんとりたい。体の中にためておけない水溶性ビタミンなので、
毎食食べたほうがよい。

ビタミンEを多く含む

野菜では西洋かぼちゃ、アボカド、大根の葉、赤ピーマン、
菜の花など。種実ではアーモンド、ヘーゼルナッツ、落花生など。
魚介類ではニジマス、ウナギ、アユ、ハマチ、子持ちカレイなど。
*ビタミンEはアルツハイマー型認知症の予防にも、
効果があるのではないかと期待されている。

βカロテンを多く含む

野菜ではモロヘイヤ、西洋かぼちゃ、にんじん、春菊、ほうれん草、
大根の葉、小松菜など。魚介類では、ウナギ、銀ダラ、
ホタルイカ、アナゴなど。肉類では鶏レバー、豚レバーなど。
*βカロテンは他のビタミンと協力して働くので、
野菜をたっぷり食べると効果的。

ついでに言っておくと、アルコールというのはすべて抗酸化物質なので、ある程度までならいいとぼくは思います」

植物の葉っぱや実など紫外線が当たる表面には、紫外線よけの抗酸化物質が含まれている。これはつまり、ぼくたちは紫外線に当たってはいけないけれど、紫外線に当たって育ったものを食べたほうがいいということになる。

ぼくたち人間は、植物や動物の命に支えられて生きていることを、あらためて実感した。野菜にたくさん含まれるビタミンC、E、βカロテンもその代表格だが、もっと他の成分にも抗酸化力が高いものがある。ぼくたちが普段からよく親しんでいる身近な食べ物飲み物でとれる成分を紹介しよう。

ほうれん草やブロッコリー、トマト、レバーなどに含まれるαリポ酸。これは体のすべての細胞にあって、細胞の活動に必要な酵素の働きを助ける「補酵素」の一つで、とても高い抗酸化力がある。外から取り入れて、細胞にいつもたくさんある状態にしておけば、酸化した体の細胞を修復し老化を遅らせてくれる。

やはり抗酸化力が強いというのでサプリメントで人気の**コエンザイムQ10**も、もちろん食品からとることができる。ビタミンQともユビキノンとも呼ばれるコエンザイムQ10も補酵素の一つで、特に心臓や腎臓、肝臓などの大切な臓器に多い。そこでこれを積極的にとると、老化を防ぐことに役立つのだ。**イワシやサバ、ほうれん草やブロッコリーなどに多い。**ぼくは寿司屋でイワシ、サバをよく食べる。

ほうれん草、キャベツ、とうもろこし、蕎麦などに含まれるルチンは目の保護にいい抗酸化物質だ。視力の低下や失明の原因になる加齢性黄斑変性症を予防する。

昔から体にいいといわれてきた**ごまも、その成分セサミノールが有害な過酸化脂質が作られるのを抑え、細胞の老化やがんを防ぐ抗酸化作用が高い。**そうめん、うどんを食べるとき、大根、人参、ワカメなどを千切りにしてつゆに大量にごまを入れて食べるカマタ流は抗酸化力がバッチリ。豆腐、納豆にもごまがよく合うのだ。

トマトやトマトの加工品などに含まれる赤い色素であるリコピンは、その抗酸化力で特に乳がんや肺がん、前立腺がんなどの予防効果が高いことが注目されている。

お茶も高い抗酸化力をもっている。煎茶、抹茶、ほうじ茶、番茶などの**日本茶に含まれる渋み成分カテキンには、高い抗酸化力があって、しかもビタミンCやビタミンEの抗酸化作用をアップさせてくれる。**心臓病や糖尿病、がんなどの予防効果は高いだろうといわれている。健康長寿のお年寄りがお茶をたくさん飲んでいることは二七三ページで紹介するが、やっぱりお茶はいい。しかもこのカテキンは紅茶やウーロン茶にもあるが、その含有量は緑茶にかなわない。日本型食生活がいい秘密はここにもあった。

サプリメントで抗酸化物質を補給する

ところで、吉川先生は抗酸化物質を補給するためにサプリメントを常用しているという。ぼく自身はサプリメントを飲んだことはないし、例えば「末期がんにも効く」と大々的に売り出してがん患者をだましたアガリクスのように、怪しいものや誇大広告が氾濫しているサプリメントに強い危惧《きぐ》を感じていた。

ダイエットのために食事を抜いて、その代わりにサプリメントを飲んでいるなどという若い女性の話を聞くと、本当に心が痛む。ぼくは栄養分は食事を介して、食物からとるのがいちばん体にいいと信じている。これらの点は吉川先生も同じ意見だ。

「本来、いちばんいいのは食事です。しかも野菜でも魚でも、そのまま生の形で摂取するのがいい。ゆがいたりすると栄養分が失われる場合もあるし、加熱することで分解されてしまうこともあるのでね。毎朝人参ジュースや野菜ジュースを飲んでいるような人はサプリメントは必要ありません。サプリメントは、そうしたことを実践するのが難しいという人が、あくまで食事を補うものとしてとらえたほうがいいと思います。

サプリメントを摂取するうえで注意してほしいのは量。飲みやすいだけに、ついつい増えてしまい、肝機能を悪化させてしまう人もいます。容器に書かれた用量を目安に、これ以上はとらないという量を自分で決めておくといいでしょう。

サプリメントは、できるだけ天然素材のものを選んだほうが安心でしょうね。鎌田先生の危惧に対しては、社会に認知された大手メーカーのものを選ぶということが、一つの目安になると思います」

こうした注意点をしっかりと頭に入れていただいたうえで、吉川先生が飲んでいるサプリメントを紹介したい。フリーラジカルの権威が常用しているものである。読者の皆さんも、大いに興味があると思う。

「まず、ビタミンCとビタミンEは基本中の基本です。ビタミンCは水溶性の抗酸化物質で、フリーラジカルをきれいに消去してくれます。ビタミンEは脂溶性なので、脂でできている細胞膜や細胞の材料であるコレステロールのなかに溶け込んで、酸化を防いでくれます。ビタミンCとEはどちらも抗酸化作用が強く、例えばお茶のペットボトルには必ずビタミンC添加と書かれているし、即席ラーメンやさつま揚げなど油を使った食物のパックにはビタミンE添加と書いてある。いずれも酸化を防ぐために入っており、それくらい強力だという証拠です。

そしてCとEを一緒にとると、これが助け合うんです。先にフリーラジカルを独身男性にたとえた話をしましたが、ビタミンCやEは九〇歳くらいの老夫婦のようなもの。独身男（フリーラジカル）に嫁さん（片方の電子）をとられて一人になっても、悪さもせずにおとなしくしています。ここに電子を取られて自らラジカルになりながらも、それでもじっと無害でいるビタミンEがいるとしましょう。そばにビタミンCの夫婦がいた場合、ビタミンCはビタミンEに『嫁さんあげましょ』と、電子をあげることができるんです。すると、ビタミンEはまた夫婦になって安定するのです。で、ラジカルになったビタミンCは尿と一緒に出ていってしまうから、体にはなんの害もない。ビタミンCとEは常に協力し合って働きます。抗酸化物質どうしの間には、このような協力関係がまま見られます。だから一種類だけでなく、複数とっておくとより効果的なんです。他に**イチョウ葉エキス、コエンザイムQ10、αリポ酸**のサプリメントを飲んでいます。

●吉川敏一先生が使っているサプリメントとその効果

サプリメント	効果
ビタミンC	コラーゲンの合成に働き、血管や皮膚、粘膜、骨などを強くする。抗酸化作用、抗がん作用、抗ウイルス作用、免疫を高める抗ストレスホルモンの分泌を増す作用も。水溶性なので、毎日の摂取が必要。栄養素としての国の摂取基準推奨量は1日100mg。
ビタミンE	強い抗酸化作用でフリーラジカルから細胞膜を守る。血液循環をよくし、動脈硬化の改善・予防効果も期待されている。栄養素としての国の摂取基準目安量は1日、成人男性で7〜9mg、女性で7〜8mg。上限量は男性700〜800mg、女性600〜700mg。
コエンザイムQ10	新陳代謝やエネルギー産生を高め、また、強い抗酸化作用でフリーラジカルから細胞膜を守る。1973年に心臓病の治療薬として認可され、1日30mgの用量が決められている。食品としては安全な摂取上限量は決められていない。
αリポ酸	強力な抗酸化力でフリーラジカルを消し去る働きが高く、また他の抗酸化物質の力を持続させる働きも。脳細胞活性化効果、血糖値を正常化させる働きなどから、生活習慣病予防効果が期待される。1日600mgまでなら問題がないとされている。
イチョウ葉エキス	植物のイチョウの葉から抽出したエキス。強い抗酸化作用、血流改善作用があり、血栓予防となるので、脳への効果が広くある。ヨーロッパでは血流改善の医薬品として使用する国も。1日の目安量は120〜240mgといわれている。

この三つに共通するのは、抗酸化力に優れていることはもちろん、ビタミンCと同じように他の抗酸化物質を再生する働きをもっていること、そして医薬品として使われた経緯があり、安全性が確かめられているということです。

イチョウ葉エキスは、ドイツやフランスでは脳梗塞の後遺症に対する薬として使われています。だから脳の活性化や脳細胞にはいいだろうと。コエンザイムQ10は細胞のなかにあるミトコンドリアの膜に多く含まれる抗酸化物質で、特に心臓の筋肉に大量に存在しています。医薬品名はノイキノンと呼ばれ、心臓病の治療に用いられてきました。αリポ酸も体のなかで作り出される脂肪酸で、すべての細胞に存在しています。こちらは昔はチオクト酸と呼ばれ、肝臓障害や糖尿病による神経障害の治療や疲労回復に使われていました。さらにαリポ酸には、ビタミンCとビタミンE、コエンザイムQ10の抗酸化作用を持続させる働きがあることもわかってきています。まあ、こんなところでしょうか」

抗酸化物質には他にもたくさんの種類があるし、基本的には食事からとれることをもう一度強調しておきたい。そのうえで、サプリメントの利用を考えればいい。

最後に、老化を防ぐための一〇カ条を示してみた。ぜひ実践して健康長寿をまっとうしてほしい。

一　抗酸化力の高い食べ物を食事からとる。

二　それが難しい場合はサプリメントで補足する。

三　軽い運動をする。フリーラジカルの観点からいえば、酸素を消費してエネルギーを作り出すときにフリーラジカルも産生されるので、原則的に過激な運動はよくない。しかし、運動しないと骨や筋肉が劣化してホルモン量が低下し、必ず老化が進んでしまう。だから無理のない程度で軽い運動は常に必要。

四　タバコはやめる。タバコはフリーラジカルそのものだ。

五　お酒の飲みすぎはフリーラジカルを作り出すのでほどほどに。飲むなら赤ワインを少量。

六　ストレスがフリーラジカルを産生するので、できるだけストレスをためない。

七　紫外線を避ける。

八　体重を増やさない。これは脂肪を減らすため。脂肪細胞の膜からもフリーラジカルは作り出される。

九　食事は腹八分目までにする。これはカロリー過剰を防ぐため。ちなみに、カロリー制限をして体重を減らすとさまざまな動物が長寿になることが、実験から証明されている。

一〇　睡眠時間はたっぷり。寝ているときがいちばん基礎代謝が落ちている。酸素の消費量を抑えるには十分に寝ることが大切。

いくつになっても若々しくいたいのは、人間の望みだし、元気に長生きして、ころりと逝く。これぞ多くの人の願いだろう。

この願いを阻むのが、生活習慣病であり老化である。

生活習慣病も老化もフリーラジカルが関係している。酸化を防ぐことが大切。抗酸化物質をたくさん摂取すればいいことがわかった。

なぜ大学の教授がサプリメントなんか飲んでいるのと、もう一度、しつこく質問をしてみた。

「ウサギを使ってフリーラジカルに刺激を与える実験をしていた。ビタミンEを同時に与えていると動脈硬化がまったく起きないことがわかった。奥さんにその話をしたらビタミンEを飲み始めた。なんだか自分も飲まないと損みたいな気がして飲み始めた」

なんだか人間くさくていい、と思った。飲みなって勧められたら、絶対飲まなかったはず。科学的な話より胸に落ちた。実は奥さんにもお会いしたことがあるが、奥さんもドクターなのだ。こういうの、大好き。吉川先生は、実に若々しい。なんとなく効いているような気がした。

ちょっと恥ずかしくて言いづらいのだが、ぼくもビタミンC、ビタミンEとコエンザイムQ10を飲み始めた。あーあ。

それほどしっかりした科学的根拠を確認していないので、読者には勧めません。抗酸化力のある食べ物を紹介したので、これをしっかり食べればいい。これが王道である。

第一〇章

カマタ流健康長寿のすすめ

——ちょっとした違いで、差がついてくる——

マクガバンレポートが日本食を推奨

アメリカは傷ついていた。日本に経済でナンバーワンの座を追われ、焦っていた。一九七〇年代後半、心臓病とがんが多く、国民の健康が脅かされていた。医療費が高く、アメリカの経済の足を引っぱっていた。

医療改革を行なうために、上院に「国民栄養特別委員会」が置かれ、七年の歳月と数千万ドルの国費が投入され、五〇〇〇ページのマクガバンレポートが出された。高カロリー、高脂肪食を減らし、精製しない穀物、野菜、果物を多くとることを強調した。脂肪のとりすぎで、乳がん、子宮内膜がん、前立腺がん、大腸がん、すい臓がん、胃がんなどの発生率が高まるおそれがあるとまとめた。

日本の元禄時代以前の食事が理想的だと述べている。これが今の日本食ブームの火付け役となった。日本食を評価したことは正しかったが、江戸時代の食を誉めたのは勇み足だ。その誤りについては、このあと説明していく。

しかし、マクガバンレポートの存在は大きかった。アメリカの食は、このレポート以降変わっていった。

しかし、アメリカの限界は、富裕層のみが正しい食へ舵《かじ》を切ったこと。生活に余裕のない人々がファストフードを食べ続け、肥満大国アメリカをつくっていくのだ。

アメリカ的な国づくりを夢見る日本のリーダーたちのおかげで——日本人の健康格差もアメリカのように二極化し始めている——。

和食こそが健康長寿食

健康の基本には、命の源である「食」がかかわっている。

健康なお年寄りの生活調査でも、元気で長生きのコツの一つに「食生活への配慮」があった。ぼくの住む長野が健康長寿の県になったのにも、食生活改善が果たした役割は大きい。

さて、あらゆる食べ物が手に入るようになった現代の日本で、いったいどんな食べ物を選べば健康長寿に役立ち、アンチエイジングに役立つのか、あらためて考えてみた。

今はさらに**日本型の食が世界中の注目を集めている。**ブームは欧米だけではないようだ。ぼくがチェルノブイリの放射能汚染地帯のベラルーシへ行くときに寄るモスクワは、大変な日本食ブームだ。ロシアの女性たちは二五歳ぐらいまで女優かと思うほど美しい体が、あっという間にビヤ樽のようになる。これを防ぎたくて日本食ブームが起きている。

なぜそれほどに注目を集めるのかといえば、アメリカや西洋の食事への反省があるからだ。西洋型食生活でどうにもならなくなった内臓脂肪型肥満や、そこから引き起こされる生活習慣病を何とかしたいという切羽詰まった状況があり、それが長寿国日本の「食」へ目を向けさせたのだろう。

ただ誤解しないでいただきたいのは、ここでいう日本型の食とは「昔の日本の食事」ではないということ。健康長寿を考えたとき、昔の日本の食生活への回帰ではいけないのだ。

例えば一〇〇年前の日本は、貧しく食材も乏しいから、エネルギーの多くをご飯でとっていた。どんぶり飯で三膳、四膳と食べるために、塩魚や塩昆布、山盛りのおしんこ、さらにはそこに醤油をたっぷり。その他のおかずといえば具のほとんど入っていない塩辛い味噌汁……。栄養は足りず塩分過多。こんな食事をしていた一九〇〇年の日本人はとても短命だった。このことは忘れないでいただきたい。元禄時代の食ではダメなのだ。

一九〇〇年、ニュージーランドの女性は平均寿命がすでに六〇歳を超えていたにもかかわらず、日本女性の平均寿命は三七歳だった。当時、長寿を誇っていたトップグループのニュージーランド、スウェーデンなどの国々と日本では、寿命におよそ二〇歳の開きがあった。

そんな日本の平均寿命がぐんぐん延びていくのは、第二次世界大戦後だ。戦後の一時期においては、「栄養をとる」ことが急務だった。

一九六〇年代になると食生活が豊かになり、栄養がまんべんなくとれるようになって、一九七〇年代から八〇年代には長寿先進国をごぼう抜きにしていく。一九五〇年代には先進国のなかでは最も低い平均寿命だった日本が、六〇年代から右肩上がりに平均寿命を延ばし、八〇年代には世界一の長寿国になった。一九六〇年前後から高度経済成長によって国民は豊かになる。「住」は相変わらずウサギ小屋でも、「衣」と「食」は満たされていく。

下水道が完備されて、食中毒や細菌感染も減っていった。

抗生物質の普及で国民病といわれた結核が治る病気になり、結核による死亡が減少し、結核以外の感染症も徐々に克服されていく。

産科の技術が高くなり安全なお産が行なわれるようになって、周産期のお母さんと赤ちゃんの死亡率が低下したことも、平均寿命を延ばすことにつながった。

なにか一つの要因で寿命が大きく延びたということでは、説明がつかない。さまざまな要因がいくつも重なり合って、日本の平均寿命は延びていった。

魚を中心とした和食を

一方アメリカでは、肥満の人の比率が世界一、大人の六五％、一億三〇〇〇万人が太りすぎで、二〇〇〇年には約四〇万人が不適切な食生活と運動不足で死亡した。

アメリカや西洋の食事のいけないところは何だろう。端的に言ってしまえば、野菜が少なく肉が多いということ。そして魚を食べないことだ。高エネルギー、高脂肪、高たんぱくで栄養のバランスが悪い食事が問題なのだ。

日本の健康寿命は世界一と発表したＷＨＯは、その理由を「伝統的に脂肪の低い食事をとり、心臓病の比率も低いため」と分析している。

そんな米食を中心にしたよい伝統食をもつ日本に世界が憧れ、注目しているのに、肝心の日本では、最近日本食離れや米《こめ》離れが進んでいる。

●肥満+過体重比率の各国比較

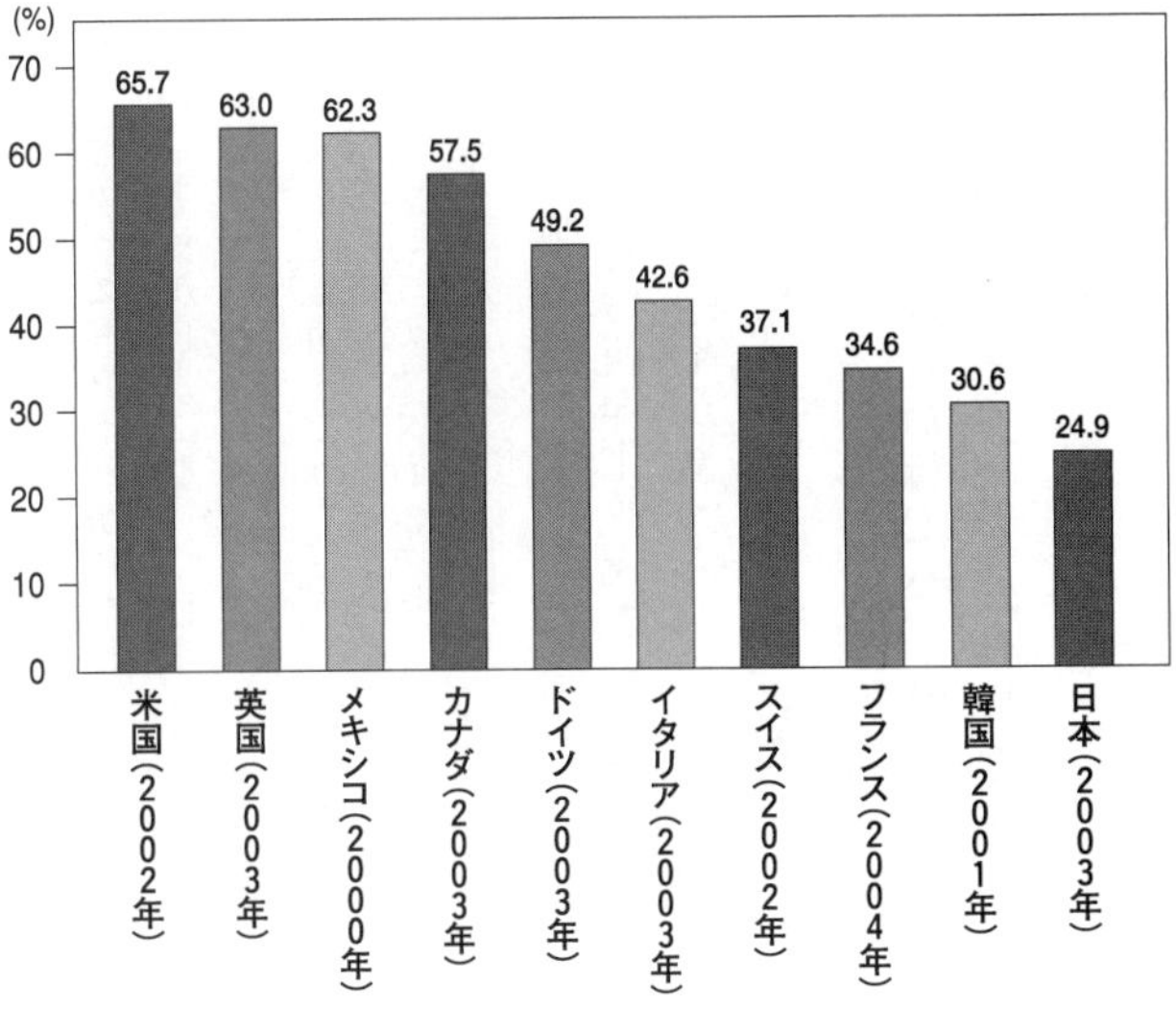

OECD(経済協力開発機構)加盟30カ国の
BMIから見た肥満(BMI30以上)+過体重(BMI25〜30)の
男女トータルの比率から主な国10カ国を抜粋。
カッコ内は調査年、米国、英国、カナダは健康調査による数値。
Copyright(OECD HEALTH DATA 2006, June 2006により)

日本の食文化が健康を支えている証明のひとつにもなる素晴らしいデータだ。日本食が廃れ、食の欧米化がこれ以上進むと、肥満の増加が心配だ。

イタリアンがブームだ、いやスペイン料理だ、と西洋の食が相変わらずもてはやされている。そしてファストフードがにぎわっている。ごくたまにそんな食事を楽しむのはいい。ただ、それが日常になってしまうと心配だ。そんな風潮を反映して、今、ベビーフードまでが欧米化しているという。イタリア風あり、フランス風あり。日本のお母さんが、生まれて間もないころから子どもたちに世界のいろいろな食事を食べさせたいと考えているのだとすれば、困ったものだ。離乳食にまでグローバル化が進んでしまっているとしたら、先行きは暗い。自信をもって日本食にこだわっていいのだ。

今、日本では、肺がん、大腸がん、乳がんが増えているが、大腸がん、乳がんにかんしては食の西洋化が大きく影響している。肺がんが増えていることにかんしては喫煙率が減っていないことが大いに関係している。食と喫煙が日本人の病気を変えてきているのだ。

二〇〇六年の厚生労働省の発表では、女性の平均寿命は、八五・五歳で相変わらず世界一だが、男性の平均寿命は七八・五歳で、三二年ぶりにベスト3の座からすべり落ちて四位になった。日本の長寿神話がほころび始めているのも、食生活の西洋化と無縁ではない。

だからといって、伝統の日本食に固執するあまり一〇〇年昔の日本食を信奉するのはよくない。厳格なベジタリアンになるのも、どうかと思う。それでは必要な栄養素が足りなくなってしまうおそれがある。「食」の原理主義にならないこと。がんばりすぎないこと。

こうしたことを考え合わせると、健康長寿食がだんだん明らかになってくる。

まずは主食を大切にしよう。

欧米では、和食でいう「ご飯」にあたるような概念がない。パンやパスタがある、じゃがいもがあるといっても、和食のご飯のような感覚ではなく、肉料理に欠かせない添え物的なとらえかただ。そこから、すでに肉が多くなる要素がある。

お米はとてもいい主食だ。パンのようにそれ自体に塩分やバターや砂糖が練り込まれていないし、パスタのように油を使った調理をしないからだ。しかし、どうせ食べるなら、玄米のほうが圧倒的に栄養的に優れている。玄米があまり得意でない人は、赤米、黒米や、粟、稗などを少しまぜて炊くと、それだけでずいぶん栄養バランスがよくなる。**もちろん玄米が好きな人は玄米を食べればいいのだが、おいしく思えないのに体にいいからと無理をする必要はない。食事は修行じゃない、楽しみの一つだ。だから食卓に「我慢」や「がんばる」は似つかわしくないのだ。**

主菜、副菜では、原則的には肉類を減らし野菜を多くし、バランスを保つことがだいじだ。これは肥満の解消法としても理にかなっている。

野菜はビタミンが豊富だし、ミネラル、食物繊維や抗酸化物質など、健康維持に欠かせないさまざまな要素がある。このごろ「一日に両手一杯の野菜を食べるとよい」といわれているが、野菜をたくさん食べておなかを満たせば、肉類を減らせるという効果もある。

おかずの基本は野菜にして、そのうえで魚介類や海藻を食べることが、大切だ。海に囲まれた国だからこその恵みを、現代のぼくたちはもっと活用したいと思う。第七章で詳しく書いたが、魚の脂、EPA（エイコサペンタエン酸）、DHA（ドコサヘキサエン酸）が、血液をサラサラにして血管を若々しく保ち動脈硬化を防いでくれる。魚はもっともっと見直されていい。

大豆の力

ぼくがもっと見直されてもいいのになあ……と思っているもう一つのものは大豆だ。大豆イソフラボンの効果については、このあとの骨粗鬆症予防で紹介するが、大豆の

●五穀の栄養

五穀とは、日本人が古来親しんできた代表的な穀類のこと。
その五穀が何を指すかは時代や地方によって異なるが、
一般的には米、麦、粟、豆、黍または稗の5種類を指す。
最近では雑穀を4、5種類まぜた米を「五穀米」と呼ぶことも多い。
雑穀は白米と比べてカルシウム、マグネシウムなどのミネラル、ビタミンB_1、
食物繊維が多く、白米にまぜて炊くと、主食の栄養価がぐんと上がる。

白米と五穀の栄養を比べると

白米（精白米）	100g中、カリウムは88mg、カルシウムは5mg、マグネシウムは23mg、鉄は0.8mg、ビタミンB_1は0.08mg、食物繊維は0.5g。
玄米	白米に比べて、マグネシウムは4.8倍、食物繊維は6倍、ビタミンB_1は5.1倍もある。カリウムは2.5倍、カルシウムは1.8倍、鉄は2.6倍。
粟《あわ》	酸素を運んで細胞を活性化させる鉄が、白米に比べて6倍も。カリウムは3倍、カルシウムは2.8倍、マグネシウムは4.7倍、ビタミンB_1は2.5倍、食物繊維は6.8倍。
大麦（押し麦）	なんといっても食物繊維が豊富で白米に比べて19.2倍も。特に水溶性食物繊維が多いので、生活習慣病予防に効果あり。カリウムは1.9倍、カルシウムは3.4倍。
黍《きび》	白米に比べ、ミネラルなどがまんべんなく多い。カリウムは1.9倍、カルシウムは1.8倍、マグネシウムは3.6倍、鉄は2.6倍、ビタミンB_1は1.8倍、食物繊維は3.4倍。
稗《ひえ》	白米に比べ、カリウムは2.7倍、食物繊維は8.6倍も多い。カルシウムは1.4倍、マグネシウムは4.1倍、鉄は2倍。他に皮膚や骨格維持に大切な亜鉛も多い。

よさはそれだけにとどまらない。大豆サポニンという大豆の苦味やえぐみの成分は、体内で有害な酸化脂質が増えるのを抑え、脂質の代謝を促進してくれる。つまりなかなか強力な抗酸化物質で、老化やがんを防いでくれる。いつまでも若々しい体を作る力を大豆はもっている。

大豆の脂質、大豆レシチンには、記憶力・集中力を高めたり認知症を防ぐ効果もある。他にも血圧上昇を抑えたり腸内でビフィズス菌を増殖させたりと、大豆の効能は数えあげればきりがない。夏の間は毎日枝豆を食べている。

大豆そのものもいいが、豆腐や納豆などの大豆加工品も買ってきてすぐ食卓にのせることができて、手軽なわりに栄養価が高い。

納豆には大豆の栄養に、納豆独自のいい成分が加わってさらにいい。ビタミンB_2が豊富だし、ナットウキナーゼという酵素が含まれていて、これは動脈硬化を予防する働きがとても優れている。発酵物は注目食品だ。

日本人が大昔からたくさんの大豆加工品を賢く取り入れてきたことは、日本の平均寿命が長いことにも、深くかかわっていると思う。

ぼくが最近とても気に入っているのは、**納豆にワカメのメカブとごま**を合わせる食べかただ。メカブのヌルヌル物質アルギン酸は、腸のなかでナトリウムと結びついて排泄を促進してくれるし、血液中のナトリウムを追い出す作用もあるから高血圧予防にいい。**納豆にオクラ**を細かく切ってまぜ合わせてもいいし、**納豆ととろろ昆布**も意外においしい。納豆が苦手な人も、クセが消えてぐっと食べやすくなる。

国立循環器病センターの臨床研究開発部では、血圧、脂質、血糖、肥満のいずれかが高い平均年齢六五歳の男女五二人に、四週間毎日、朝食で納豆一パック（三〇g）を食べ続けてもらった。すると、もともと総コレステロールが高かった人が七・七％下がり、中性脂肪が高かった人は一二・九％も下がった。明らかに納豆には高脂血症に効く成分がある。**味噌**もビタミンB_2が豊富で、がんの予防にもなる優れた食品だ。味噌汁を塩分が多いのではないかと敬遠するのは、もったいない気がする。一日一杯、好きな人なら二杯まではだいじょうぶ。ただし、昔のように塩辛いだけの味噌汁ではなく、野菜や海藻、魚介類をたっぷり使った具だくさん汁にすることがポイントになる。ぼくの家でも**きのこ**、岩のりを入れることが多い。

野菜をたくさんと、大豆や大豆製品、海藻や魚介をおかずに、ご飯を食べる。魚は週五回は食べるようにしている。ご飯は白米ばかりではなく、なるべくいろいろな穀物をまぜてみる。寒天入り玄米か、白米プラス黒米。時々なら肉のおかずがあってもいい。

おかずの調理法は、煮物、焼き物、和え物、蒸した物など、油は最小限にして、素材の味を生かした薄味の味つけにする。

こんなゆるやかな縛りなら今日からでも実行できるし、寂しい食卓でもつらいダイエットでもないはずだ。毎日の食事をこんなメニューで整えていけば、結果的に健康長寿ができる体が作られていく。

デブは一日にしてならず。だが、健康長寿もまた一日にしてならずなのである。

朝起きてすぐに、微量の天然フッ素と亜鉛の入ったミネラルウォーターを飲み、抗酸化力を高めるために仕事に行く前に野菜ジュースを飲む。三時のおやつ時間には、牛乳にクエン酸を割って飲む。疲れが取れてシャキッとする。飲むヨーグルトみたいな食感になる。おいしい。クエン酸回路が回り始めると老廃物が処理される。カルシウムの吸収をよくするので、骨粗鬆症を予防してくれる。酸性になった体をアルカリ性にしてくれる。いいことずくめなのだ。

塩分はどう減らす

世界から注目され、いいことずくめに見える日本食にも、大きな欠点がある。なんだかわかりますか。

それは塩分が多くなりがちなこと。塩化ナトリウムをとって血液中のナトリウムが多くなると、これを薄めようと細胞から水分が引き出され、血液の量が増える。この多くなった血液を送り出すために血管の圧力が高くなり、血圧が一時的に上がってしまう。いつも塩分が多い食事を続けていると、いつか高血圧となってしまい、やがては心臓病、脳卒中が引き起こされる。胃がんの原因にもなる。

一〇〇年前の食事から比べれば減ったとはいえ、今もやはり日本人の食塩摂取量は多い。目標は健康な人で一日一〇g未満。大人の五割以上が一〇g以上の食塩をとっている（平成一六年国民健康・栄養調査）。

小さじ一杯の塩で六g、大さじ一杯の味噌で二・二g、濃口醬油大さじ一杯で二・六gと、調味料の塩分は多い。

朝食で味噌汁を一杯飲めば一・五g、梅干し一個で二g、たくわん一枚で一gと考えていくと、一〇gはあっという間だ。加工食品をうっかり食べると、例えばカップ麺一個で六・九gの塩分をとってしまう。

一日一〇g以内に抑えるのは、なかなか難しい。

でも、ぼくは無理をすることはないと思っている。実現可能な基準として、健康な大人で塩分は一日一四g。塩分を抑えることにがんばりすぎては、せっかくの食事の楽しみが生かせない。漬け物なら、できるだけ薄味に漬けたものを少しずつ楽しもう。味噌、醤油、漬け物などの発酵食品には体によい成分も多いので、おしんこは見逃せない。**梅干しのクエン酸は疲労物質の乳酸を分解したり赤血球の柔軟性を高めて、血液をサラサラにするという働きがあるから、量に気をつけて薄塩の梅なら食べていい。**

ぼくは毎日シトラックスというクエン酸をとるようにしている。

毎日の食卓で塩分を減らすには、素材の味を楽しむこと、だしをしっかりとること。結局、濃い味つけが塩分過多につながってしまう。素材の味を大切にする習慣がつけば、楽しく塩分を控えることができる。

年を取ると味覚が鈍化してしまい、知らず知らずのうちに濃い味を好む傾向がある。子どもたちが巣立ち、夫婦二人で年を取っていくうち、いつの間にか塩分過多の濃い味の食卓になってしまっていることもある。たまには子どもや孫、若い人たちに一緒に食事をしてもらって、味をチェックしてもらうことが必要だと思う。

塩分を控えることも大切だが、もう一つ大切なのはカリウムをたくさんとること。**カリウムにはナトリウムを排泄し、血圧を下げる作用があるからだ。カリ**

ウムを多く含む食品の代表はプルーン。他に刻み昆布、大豆、するめ、さといも、トマトジュース、アボカド、やまといも、さつまいも、干し柿、干しあんず、バナナなど。プルーンは一年中ジャムにしたりしてとるようにしている。プルーン寒天もおいしい。

カリウムはあらゆる野菜や果物に含まれているが、調理をすると減る性質があるので、生の果物を積極的にとるといいと思う。また調味料も、精製されていないものにはカリウムや他のミネラルが多いので、**白砂糖より黒砂糖、精製塩より天然塩といった具合に、未精製のものを使いたい。**

さらに海藻や果物などの水溶性食物繊維も、塩分排泄に効果がある。つまり寒天は脳卒中予防でも力を発揮する。このことも覚えておいてほしい。

燃やせ内臓脂肪

塩分を減らしても味気ない料理にさせないために、酢を使ったりスパイスや香味**野菜**を使うのは、賢い方法だ。

香辛料としてもっともっと利用してほしいのは、唐辛子だ。唐辛子の成分カプ

サイシンには、エネルギーを早く燃やし、新陳代謝を活発にしてくれるという働きがある。キムチやカクテキは、唐辛子効果と発酵食品という一石二鳥のメリットがある。蕎麦やうどんを食べるときに、七味唐辛子をたくさんふりかけるようにしている。汗をいっぱいかきながら食べる。新陳代謝をよくしてくれる。辛いものが好きな人は比較的、やせていることが多い。体をポッポッと温めてくれる香辛料を上手に使って脂肪を燃やせ。

カレーに欠かせないターメリックも、肝臓によいとされるウコンと同じものだ。カレーには唐辛子やクミン、セージなども含まれているので、へたなサプリメントより効く。とはいえ、お店や市販のカレーには小麦粉や脂もたくさん使われているし、ついついご飯やバターたっぷりのナンも食べてしまいたくなるので、野菜たっぷりのカレーを自宅で作るほうがよさそうだ。

ぼくがよく食べるようにしているのはショウガ。**お寿司屋さんへ行くと一緒に行った人の五倍くらいガリを食べてしまう。**殺菌力があり健胃作用もある。代謝が亢進《こうしん》する。がん予防効果があるのだ。

がんの発生原因の約三割は食にかかわるといわれている。

●米国の「デザイナーフーズ・プログラム」

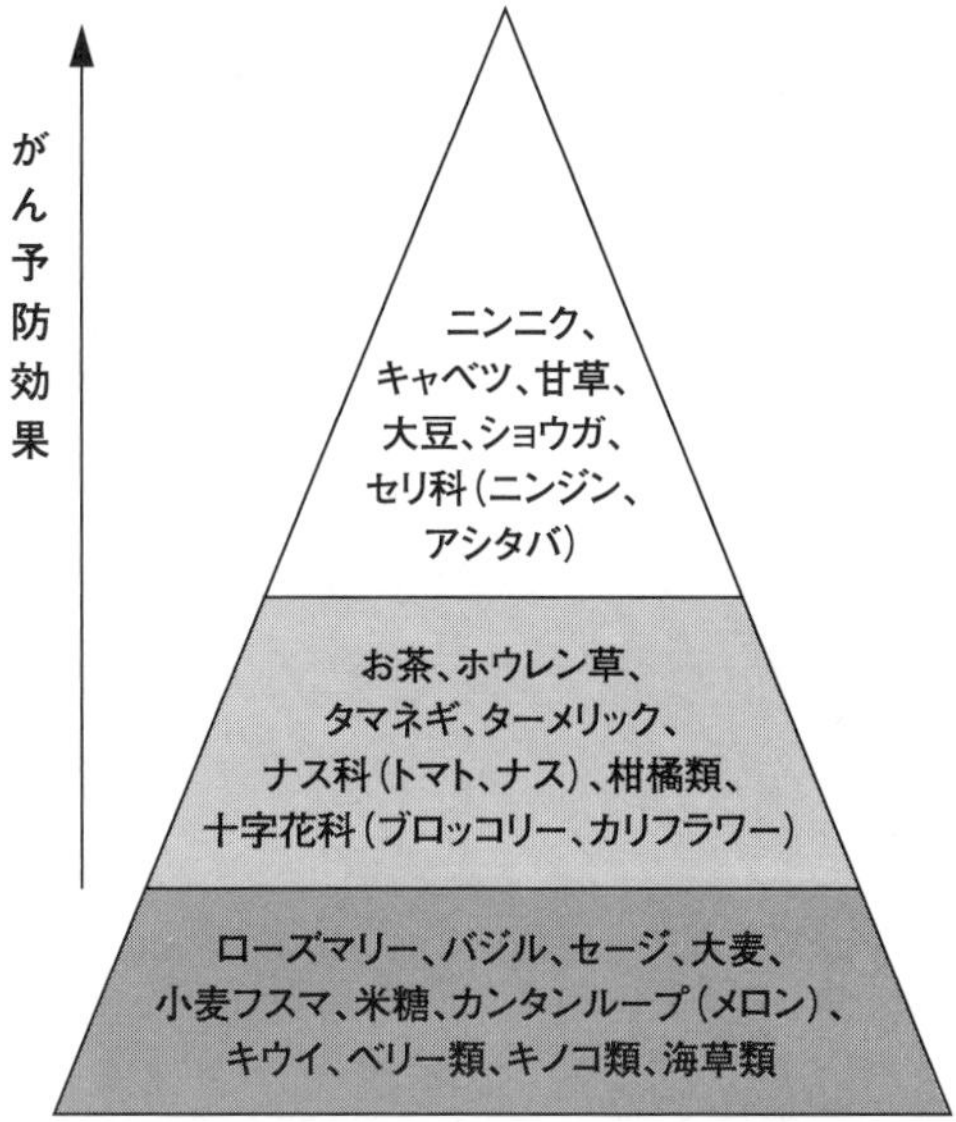

ピラミッドの上位の食べ物ほど、がん予防効果が高いと考えられている。
（『決定版！　抗がんサプリメントの正しい選び方、使い方』福田一典著
南々社より）

野菜など植物性食品の成分を分析して、がん予防に役立てようという研究をしたアメリカの国立がん研究所は一九九九年、がんの予防に重要な野菜のリストを発表した。デザイナーフーズというこのリストによると、**がん予防効果の最も高いグループに挙げられているのは、ニンニク、キャベツ、大豆、ショウガ、ニンジン・セロリ・明日葉などのセリ科の野菜などだった**（二五五ページ図参照）。どれもぼくたち日本人にはなじみのある野菜ばかりだ。

セリ科の野菜が体にいいというのも耳寄りだ。人参は昔からビタミンAが多くて、元気になる野菜というイメージがあったけれど、**セロリもいいとわかった。**

あるとき、地元の講演で寒天のさまざまな健康効果に触れたところ、その夜、農家の人たちがわざわざやってきた。

「先生、寒天の応援ばかりしないで、セロリも応援してくださいよ。セロリだって地元の原《はら》村や上北久保《かみきたくぼ》の特産品なんですから」

調べてみたら確かにセロリはいい。**抗酸化力も高いし、セロリに含まれるピラジンという成分は血液をサラサラにさせ、血栓を作りにくくする作用がある。体脂肪の蓄積を防ぐビタミン類も豊富だ。**茅野市が健康長寿の町になったのは、寒天とセロリに秘密があるかもしれない。

セロリはサラダで食べるだけでなく加熱をしてもおいしいものだが、熱を通すとフェノールカルボン酸という成分が出て、活性酸素の発生を防ぎ、高血圧や動脈硬化の予防になることもわかった。カリウムをたくさん含んでいるので、ナトリウムを体外に排泄する作用もある。高血圧予防・治療にはとてもいい野菜でもある。セロリは、もっともっと食べられていい野菜だ。セロリ寒天のレシピを考えてみてはどうだろうか、とぼくは思っている。

ダイエットしているときは骨粗鬆症に注意

年を取って介護が必要になる原因で、男女で大きく異なることの一つに、「骨折・転倒」がある（一九ページ表参照）。女性は六〇代くらいから骨粗鬆症が増えてくるために、骨折しやすくなる。高齢になってからの骨折は寝たきりの原因となることも多い。生活習慣病の一つである骨粗鬆症を予防することは、女性の健康寿命にとって大きな意味がある。

女性は女性ホルモンの、エストロゲンの作用で骨代謝が守られていたのが、閉経前後からエストロゲンの分泌がぐんと減るため、骨量もぐんと減る。そこで女性は骨粗鬆症になりやすい。しかも最近ではダイエットの影響でカルシウムが不足している女性も多い。二〇〇四年の国民健康・栄養調査でも二〇代女性のメタボリックシンドロームの該当者はゼロ。喜ばしいことなのだが、実はかなり問題なのだ。

若いうちに豊富なカルシウムで骨量を十分高めることができないと、骨量の減少は年齢以上に進んでしまう。なかには若いうちから骨粗鬆症になってしまう女性も出てきている。

若い女性にも「ちょい太」を奨めたい。男の目から見ると、健康的に光り輝いているちょい太って魅力的に見えるのだが、女性自身がノンセクシャルなモデルのようなボディに憧れる。「このごろ、太ったんじゃない」などと、からかわれて傷つく。そして、摂食障害になる人もいる。すでに小学生のころから体重が気になりだすという。イギリス、アメリカと日本が摂食障害の三大発生国。

女性にほどほどの皮下脂肪は必要。生理をつくりだしたり、出産までの十月十日の母体を守るためにも皮下脂肪は必要なのだ。**日本の未来のためにも男も女も「ちょい太」を礼賛する社会にしたいと思う。**

これでおわかりでしょう。男性も女性も、若い人から高齢者まで「ちょい太」でいいのです。

骨粗鬆症となると、骨にスが入ったようなスカスカの状態となり、骨折を起こしやすくなる。ところが最初は症状が表れにくく、気がつかないうちに進行してしまう。やがて背中の痛みや腰痛、そして背中や腰が曲がってきたり、身長が縮んできたりする。高齢だと骨折がきっかけで寝たきりへつながってしまう。

骨粗鬆症の予防は、食事・日光浴・運動を柱にする。

食事ではカルシウムを十分にとって、骨のカルシウムを使わなくてすむようにすることが必要だ。**牛乳やチーズ、ヨーグルト、小魚、海藻などを毎日とりたい。野菜に含まれるマグネシウムも、骨を作るのに欠かせない栄養素だ。**

また、カルシウムは単独では吸収されにくいので、カルシウムの吸収を助けるビタミンDも必要だ。**ビタミンDはサケやカレイ、カジキ、干し椎茸などに含まれている。**血液中のビタミンDを増やすためには、適度な日光浴も大切だ。紫外線の害が言われて久しいが、肌が焼けるほどの日光浴ではなく、日常の生活で五分程度日光を浴びたい。**昼夜逆転の夜型生活ではビタミンDの不足が起きてしまう。**

逆にカルシウムの吸収を妨げ、尿中に排泄してしまうリンやナトリウムは控えたい。**リンが添加されていることの多いインスタント食品やスナック菓子、清涼飲料水などはなるべく控えよう。**

食事のなかでぜひおすすめしたいのは大豆や大豆製品だ。大豆や豆腐、納豆などに含まれる大豆イソフラボンは、老化防止に役立つポリフェノールの一種で、体内に入ると女性ホルモンのエストロゲンと同じような働きをする。そこで破骨細胞の活動を抑えて、骨からカルシウムが溶け出すのを防ぐ効果がある。特に更年期後のエストロゲン分泌量の減った女性は積極的にとって、エストロゲン不足を補いたい。骨を守るだけでなく、イライラやのぼせ、冷え、肩こりなどの更年期の不快な症状を軽減する効果もある。

骨量減少を予防し骨を強くするには、適度な運動が欠かせない。そもそも骨はその体重や活動に合わせて強さが変わる。スポーツ選手や肉体労働をしている人の場合は、骨にカルシウムをしっかり沈着させ、骨は強くなる。ところがデスクワークなどでほとんど動かない人の場合は、骨は弱い。寝たきりになったりすると骨に沈着するカルシウムの量も少なくなり、弱い骨のままとなる。骨は適度な負荷を与えてあげると強くなる。ジャンプのできる人は一〇㎝程度のジャンプがよい。ちょっとだけ跳んで、ドンと降りれば最高。これが骨を強くする。高齢者はゲートボールや散歩などの趣味程度の運動でもよい。

ありがたいのは骨量が減少してきていても高齢になってからでも、骨作りはできるということだ。今日から運動で骨を鍛えよう。

健康寿命を延ばすことは、一人だけの問題じゃない

生活習慣病がどんなに困った結果をもたらすかは、医療費という数字からもはっきり見える。

平成一五年度に日本全体で生活習慣病に使われた医療費は、悪性新生物、がんの診断と治療に二・八兆円、高血圧性疾患が二・八兆円、脳卒中などの脳血管疾患に二兆円、合併症を含めた糖尿病の診断と治療に一・九兆円、心筋梗塞などの虚血性心疾患に〇・八兆円となっている。

このまま高齢化社会が進んでいけば、生活習慣病の診断と治療にかかるお金はどんどん膨らんで、医療費の個人負担は二割、三割どころではすまなくなっていく。

たいていの日本人は気がついていないが、国民皆保険制度は世界に誇れる社会保障制度なのだ。

日本では国民はだれもが、なんらかの公的医療保険に加入しなければならない。そのおかげで病気やけがをしたときには医療費の一部を負担するだけで医療を受けられ

る。この制度が整ったのは一九六一年。このころから日本人の平均寿命が急激に延び始めた。しかしその前まで、家族に病気の人を抱えて大変な思いをしていた家庭はたくさんあった。

ぼくの家もそう。ぼくの家は貧乏で、母は心臓病を患っていて、その母を支えるのは大変なことだった。母が大学病院で心臓の手術を受けたのは皆保険となるちょっと前で、そのために父は毎日夜遅くまで働いていた。父の苦労を見ながら育ったぼくは、国民皆保険になってすべて国民が、いい医療が受けられるのが、どんなに素晴らしいことかいつも感じている。

国民皆保険を守り続けなくてはいけないと思っている。

世界には国民皆保険ではない国もある。何事につけても日本が見習おうとするアメリカも、皆保険ではない。

アメリカでは一九八〇年代に医療費抑制のために、健康維持組織のＨＭＯという一種の民間保険制度を導入した。高齢者や低所得の貧困層のためには公的保険もあるが、受給資格が厳しいなどの問題がある。その結果、無保険者が四四〇〇万人、国民の七人に一人は保険に入っていないという事態になってしまった。しかも公的保険が十分に機能していないので、実質は国民の三人に一人は無保険者に等しい扱われかたをしている。

一九九八年度の日米の国内医療費支出を比べると、日本が国民一人当たり約二九万円であるのに、アメリカは約五四万七〇〇〇円。アメリカは主要先進国のなかで最も高い医療費支出となっている。

HMOの導入でアメリカ国民が幸せになっただろうか。結局、一部のお金持ちたちは特別な医療を受けることができるが、まともな医療も受けられない人が四〇〇〇万人以上になり、その数はさらに増え続けているという。

ぼくは、だれもが必要なときにちゃんとした医療を受けることができる日本の国民皆保険制度は宝だと思う。大切にしたい。

だから医療費を膨らませないようにしたい。

老人医療費は現時点で長野県が日本一安い。老人一人当たりの年間の医療費は全国が約七七万円、日本一医療費が安い長野県では約六三万円。そして、茅野市は約五六万円。市のなかでは長野県一安いのである。**茅野市は日本でも有数の長寿地域である。老人が多い。老人が多ければ医療費は高くなるはずなのに安い。ただの長生きではなく、健康で長生きをしているからだろう。**在宅医療の充実などもよい影響を与えていると思うが、住民の一人ひとりが取り組んできた健康づくり、ぼくたちのめざしてきたことが間違っていなかったことが、医療費という視点からも証明されてきている。

あなた一人のことではない。あなたが自分の命をだいじに考えてよい生活習慣をつくっていけば、脳卒中で倒れて、あなたの家族に介護という負担をかけなくてすむ。介護保険や健康保険の財政にも負担をかけなくてすむ。それがひいては国民皆保険制度を守り、いざというときに、あなたを守ってくれるのだ。国民皆保険という優れた制度を守るためにも、一人ひとりが自らの手で健康長寿をめざしたい。

十分に長生きをしたあと、ぴんぴんころりになれば最高。**ぼくはぼく自身のために、インターバル速歩とがんばらない筋トレをし、毎日トマト寒天か皮つきリンゴを食べている。体はどんどん調子よくなってきた。**忙しいけれど元気なのだ。一人でも多くの人が元気で長生きをしてほしい。人と人、命と命はつながっていると信じている。

第一一章

ウソみたいないちばん簡単な健康法

——「自分は健康」「長生きしたい」と思うこと——

生きかた上手の新老人を分析する

二〇〇五年、聖路加国際病院理事長の日野原重明《ひのはらしげあき》先生とご一緒する機会があった。NHKラジオ「鎌田實　いのちの対話」に出演してくださったのだ。会場は宮崎。行動をともにした二日間、ぼくは彼の「スーパー老人」「新老人」と称えられる若さの秘密を知りたいと思い、しっかり観察させていただいた。

「食」は徹底した低カロリーを心がけておられるようだ。夕食は宮崎市内の郷土料理のお店だった。**刺し身はぺろりと平らげ、焼き魚を食べ、揚げ物は三分の一ほどを口にしただけ。油物は意識的に減らしているようだ。**魚はやっぱりしっかり食べている。次々と運ばれる料理には必ず箸をつけている。「これは何料理だろう」と好奇心をもって楽しんで食べている。ビールは二杯。焼酎の本場とあって珍しい焼酎が出た。先生にも勧めたが、これは断わった。

よくしゃべる。もちろんこの座の主役は日野原先生だ。みんなが先生の話を聞きたいと思っているその気持ちをよく理解して、盛んに話してくださる。

締めくくりに出された宮崎名物・ひや汁を食べるスピードが速かった。白身魚、ごまなどの薬味をすり合わせた味噌で作る、なんとも贅沢な冷やし味噌汁のようなものを麦ご飯にかけて食べる。ネコマンマなどと言うと宮崎の人に怒られてしまうだろうが、イメージとしてはネコマンマなのだ。日野原先生はこれがいたくお気に召したらしく、ガーッとあっという間に食べ終えた。食べっぷりがいいのである。ひや汁はこの本で繰り返し推奨してきた魚、味噌、ごまがたっぷりの健康長寿の食べ物だと思った。

ぼくはごまをとにかくよく使う。**素麺やつけうどんの汁にごまをたっぷり入れる。**野菜のおひたしにも味噌汁にも入れる。家の前の畑から、きゅうりをもらってきて、薄くスライスして大量のごまと少量の醬油をかけて食べる。これがうまい。**ごまのなかに入っているセサミンはコレステロールを下げ、抗酸化力が強く、ストレスを緩和してくれるホルモンの分泌も高めてくれる。**

今日食べたものは何ですかと質問すると、「朝はコーヒーとジュース、昼は牛乳とビスケット二枚ですから、この夕食と合わせて一三〇〇kcalですよ」と笑いながら答えてくれた。すごい、きちんと一日のカロリーを設定し、計算して、それでさっきも残していたのか。ぼくなんか、おいしいと食べたいだけ食べてしまうのになあ。

朝と昼食をたっぷり、夕食は軽くなどと理想的なことは言わず、朝昼食が軽くてもいいのだ。これはぼくと同じ。ぼくのおすすめの二、二、四というスタイル。一日の必要カロリーを一〇とすると、朝昼食を抑えて時々やせる日があっていいのだ。日本人は夕食が少し重くなってもしかたない。付き合いがあるものなあ。生きるって理想どおりにはいかないものだ。

翌日、ラジオの収録が終わって、みんなでお弁当を食べた。日野原先生は四分の三は残していた。「今晩は久しぶりに家で夕食が食べられますが、このお昼が少しカロリーが多かったので控えめにします」と言う。「ぼくのお昼は牛乳とビスケットに決めていますから」などと野暮な主張はしない。用意されたものを自分の判断で食べたいだけ食べ、残している。**もったいないけど、残すことがだいじ。**

細胞を「満腹」状態にはせず、やせた状態にしておくほうが元気になるという考えのようだ。アンチエイジングのコツで吉川敏一教授も細胞を満腹にしないと言っていた。正しい考えかたは、ちゃんといろいろな理論につながっている。これは第八章に書いたがん抑制遺伝子を働かせるという理にもかなっているようだ。

「仕事」。これがすごい。料理店での会食後、ホテルに帰って夜中の二時まで原稿を書くという。資料でずしりと重い鞄を二個持ってきている。聞けば一〇kgと五kgの重さだという。飛行機のなかでも仕事をしてきたという。ストレスにならないのかと思ったが、「ストレスとは闘わないようにして、ストレスに順応してしまう」とおっしゃる。

週に一度は徹夜もするという。仕事が楽しくてしかたがないらしい。九四歳、やっぱり怪物だ。

放送当日の朝は早かった。リハーサルを終えると本番まで四五分あった。この四五分間に驚くべきことが起きた。楽屋で新聞の連載エッセイを書き、すぐさま新聞社にファクスしているのだ。新老人は時間を無駄にしない人なのだ。これが若さの秘訣だろうか。

この新老人には休みがない。年間一五〇回の講演をするという。「一日に三講演したこともありますよ」というから驚きだ。ラジオの生放送中、突然一〇秒ほどうつむいたことにぼくは気がついた。はっきりとはわからないが一瞬のうたた寝があったのかもしれない。事実はわからない。睡眠時間も短いし、うたた寝してくれたのだったら「人間・日野原」を見せてくれたようでホッとする。

頭を使う、体を使う

日野原先生は記憶力が抜群にいい。一六年前、ぼくが院長になったばかりのころ、先生に諏訪中央病院に来ていただき、新しい病院づくりについて講演していただいた。そのときの講演の中身をきちんと覚えておられた。

宮崎へ来る飛行機のなかでぼくの『がんばらない』を読んだといって、うれしくなるような論評を加えてくれる。この新老人の話は独りよがりになったり、自分の自慢話に終始したりはしない。ユーモアにあふれ、話がおしゃれだ。

特別の運動はなさっていないと聞いた。朝起きるときにクルクルと体の各所の関節を回す自己流の体操をするだけ。転倒予防のためだそうだ。外へ出ると、大またですたすたと歩く。腰はまったく曲がっていない。背筋を伸ばし歩く姿勢が美しい。

帰りの飛行場で一緒に歩き、二階へと進んだ。もちろん新老人がエスカレーターに乗らない人であることは知っていた。ところがぼくの体はつい正直に、いつものようにエスカレーターに向かっていた。乗ってから気づいた。

「先生、すみません。つい乗ってしまいました」と謝ると、「ご一緒のときはその人に合わせるんです。気にしないでください」と笑う。柔軟なんだ。このやわらかな発想が実にいい。でも結局、先生はじっと二階に着くのを待つことができず、両手に五kg以上の書類の入った鞄を持って、エスカレーターを二段おきに昇っていった。ちょっと蹟《つまず》きかかっていたけど、ご愛嬌《あいきょう》である。新老人のパワーを見せつけられた。

お別れの間際にうかがった。講演の予約は何年先まで入っているのでしょうか？「五年先までですよ」。新老人はいとも簡単に答えた。「それ以上は、受けてもいいんだが書き込む手帳がなくてね」。

後日、ぼくも使っているカタログハウスの一〇年日記をプレゼントした。日記にも予定表にもなる。一〇年先の講演の予約も記入できる。

その一〇年日記を気に入ってくださったのか、日野原先生が森光子さんに同じ物を贈ったという話を聞いた。なんだかうれしくなった。

一〇年先の自分が全国を飛び回っている姿をイメージしている。これはすごい。そのときは一〇四歳。

生きかた上手の新老人に感動した。自分の食べるエネルギーを計算する緻密さ。食べすぎることはない。少量のアルコール。よくしゃべり、よく笑い、ユーモアあふれる話をする。よく頭を使い、仕事をバリバリこなし、生きがいをもち続ける。長生きのコツはこのへんにありそうだ。簡単そうで、難しい。でも、その生きかたに見習うところは多い。やれそうなことを一つでもやってみよう。おすすめは、小食と歩くこと。これだと思う。

元気なお年寄りの調査でわかった長生きのコツ

地域で保健師さんやボランティアの人たちとともに健康づくり運動を続けるなかで、大勢のお年寄りと出会ってきた。そんななかで、生き生きと元気でいる人たちには何か共通したものがあることに気づくようになった。

「元気で長生きのコツ」があるんだなあ。人と人とのつながり、心と体のつながり、人と自然のつながりのなかで健康が保たれ、そこにこそ「コツ」があるのだとだんだんわかってきた。

ただ、そのころはぼくが感じていたものが本当に「元気で長生きのコツ」と言えるのか、確信をもててはいなかった。

そんな折、国民健康保険中央会がお年寄りの調査（一九九八年）をすることになり、ぼくも研究会の委員の一人に選ばれた。「生き生きと健康的なお年寄りはどんな生活をしているか」、調査をし、それを参考にして健康寿命を延ばそうというものだ。

全国の各市町村ごとに選ばれた八〇～八五歳の健康なお年寄り三一五九人に、保健師が聞き取り調査を行なった。家族や住居の状況、食生活、仕事、生活態度、交友関係など、幅広い内容で詳しく聞き取った。

その結果、健康なお年寄りに共通している七つの要素がわかった。

一　**規則正しい生活のリズム。**

年を取っても**軽い運動**を続けている人が健康で長生きしている。

二　食生活への配慮（だれかと一緒に食事をとる、よく噛む、**食物繊維をとる**）。

繊維を多くとることが大切なのだ。元気老人は食物繊維をよく食べているのだ。

三　**水分、特にお茶をたくさんとること。**

ぼくも朝四時半に起きると、三時間ほど勉強する間に五〇〇ccの水を飲んでいる。

四　タバコを吸わないこと。

五　ストレスをためないような心構え。

いつもイライラしていると交感神経が緊張し、血管は収縮して血圧は上がる。動脈硬化が進むのだ。

六　**気分転換の実践。**

がんばりすぎないことがだいじだ。肩の力を抜くと副交感神経が刺激されて、リンパ球が増えて免疫力が上がる。病気になりにくくなるのだ。ときにはおいしいものをいっぱい食べていい。翌日からまたダイエットを始めればいいのだ。

七　自立心。

この本を参考にして、自分流の健康法を考えてみる。カマタ流をすべてまねする必要はない。自立心をもって、あなたがやれそうとか、自分に合っていると思えるところはマークをつけて、あきらめないでやり続けてみよう。何十年後、八五歳になったとき、健康なお年寄りと言われる。そう信じている。

これこそ、「元気で長生きのコツ」と言える。確かに地域で接してきた元気なお年寄りたちの姿とも重なるなあと、ぼくは思った。

一病息災、生きがいをもつ

この調査からは、健康なお年寄りの生活の興味深い事実がいろいろとわかる。

例えば、大きな病気を経験した人が少なくない。これには驚いた。大きな病気になったことがある人は七七・四%、がん、脳卒中、心臓病の、いわゆる三大疾病を経験しても、それで後ろ向きになってしまわず、閉じこもらず、健康維持のためにスポーツなどをしている人が多い。

一病息災という言葉があるが、病気をしたことは長生きのハンディではなかったのだ。たとえ高血圧や糖尿病があっても、元気に長生きすることはできる。病気に負けなければいい。たとえその病気をゼロにすることができなくても、病気に支配されるのではなくこっちがコントロールしていることがだいじなんだ。

食生活にかんして加えるなら、小魚、牛乳やヨーグルトなどのカルシウムを多くとっている。お茶をよく飲んでいる。一日四杯以上飲む人が七七・五％。そのうえに水を飲む。そして、塩気のあるものを多くとらないようにしている。「食事はだれかと一緒にとる」というのも健康なお年寄りに共通する。ただし、歯はおおむね五本しか残っていない。「八〇二〇運動」が今、推進されているが、この調査で八〇歳で二〇本の歯を持っている人は一五％だけだった。でもケアはしている。歯が少なくても磨いている人が多い。ぼくは「八〇三二」をめざしている。八〇歳で三二本の歯が元気でいること。

健康なお年寄りは、高齢でも仕事をもって働いていた。七〇歳まで働いていた人が五二・二%。八〇歳近くまで働いている人もかなりいた。農林漁業従事者では、年を取ってからも仕事を続けている人が多く、ホワイトカラーは、現役を引退してからは地域活動や生きがい活動を実践していることが多いこともわかった。

長寿県、わが長野県のお年寄りの就業率が高いことは紹介したが、やはり健康長寿にとって、生きがいとなる仕事や活動をもつことは重要なのだ。

全体として、「生きがい活動を始めた」人が多い。しかも六五歳以降に始めたという人が四八%もいる。趣味をもとう、生きがいを探そうとはよく言われることだが、若いうちは仕事に没頭したり子育てに追われて過ぎてしまったとしても、手遅れではない。年を取ってから始めてもいいのだということが、この調査でわかる。

「地域のボランティア活動を始めた」人も、六五歳以降に始めた人が五九%。「何でも相談できる友人と付き合い始めた」時期は、六五歳以降が二四%。男女ではおもしろい違いもあって、男性は社会とのかかわりを志向し、女性は友人たちとの会話を志向している。

活動的だから外出する人も多い。一日二時間以上外出する人が多いのだ。ウォーキングもよく実践されているし、首都圏の人は盆栽など緑に触れる活動をしている。

同時に、「短気を起こさない」ことを心がけている人が二八％。「小さなことにくよくよしない」「嫌なことはすぐ忘れる」。

さらに、健康なお年寄りはおしゃれなのだ。おしゃれや身だしなみに気を遣う人が七一％にも上っている。おしゃれが健康とどう関係あるのかと思われる人がいるかもしれないが、人間関係のうえではとても重要。健康老人は元気づけられるだけではなく、おしゃれをすることで周りの人の気持ちを明るくさせる、元気にさせてくれる。地域活動もボランティアもされる側ではなくする側に回ったほうが、健康にいいんだ。してあげられることを幸せに感じる――これがいいのだろう。

長生きの意欲をもつことが大切

健康なお年寄りは何事にも意欲的だ。長寿の意欲も高い。あと一〇年以上生きたいという人は四二％。八五歳で「二〇年生きたい」という人もいる。

基本的に、独り暮らしでもしっかりした生活をして、生活リズムが崩れていない。自立心が旺盛で、外界への関心が強い。「元気で長寿」なお年寄りに共通した姿が浮かんでくる。

体の健康のためには心の健康が大事だということが、見えてくる。

もう一つ、別の調査でもおもしろいことがわかる。七〇歳代の一万人に生活習慣のアンケート調査を行ない、その後の追跡調査をしたものだ。東北大学の辻一郎《つじいちろう》教授と対談したときに聞いた。

寿命についてどのように考えるかという質問に対して、「長いほどよい」か「平均寿命ぐらいがよい」か「平均寿命より短くてもよい」を選んでもらい、その五年後を調べた。すると生存率、つまり寿命に違いはなかったが、「走ったり汗をかくほどの運動ができる」といった生活機能には違いがあった。長生きしたいと思っても長生きはできなかったが、長生きしたいと思っている人のほうが元気なのだ。まさにぴんぴんころりのコツなのだ。

「長いほどよい」「平均寿命ぐらいがよい」人は、それぞれ五三%の人が生活機能が維持されていたけれども、「短くてよい」と答えた人でそれができたのは、四二%。はっきりと差が出ている。

長生きの意欲をもつことが大切なのだ。

自分は健康だと思うことがだいじ

「私はとても健康だ」と自分で思えるかどうかも、健康に影響を及ぼすらしい。

日本福祉大学の近藤《こんどう》克則《かつのり》教授は、自分の思いや心理が健康状態に反映することが科学的に証明されてきているという。

自分の健康状態を自分でどう思っているかという主観的な見かたで、「自分は健康的ではない」と評価が低い人ほど死亡率が高いことが、研究結果に示されているのだそうだ。

「自分は健康だ」と思っている人と比べ、「自分は不健康だ」と思っている人は死亡リスクが一・五から三倍も高いというのだから驚きである。死亡リスクだけではなく、体の機能が保たれているかどうかでも、同じような結果が出ているのだ。

昔からよく言われる「病は気から」は、本当だったようだ。

「自分は健康だ」と思い込むことがだいじ。何事もネガティブにとらえて、「調子が悪い」「病気じゃないか」と心配を言う人がいる、これがよくない。楽観的にポジティブに、**前向きに希望をもって「健康でありがたい」と思い込んで暮らして**

いれば、本当に健康になる。毎日ニコニコ笑って過ごしていれば、心が健康でいられるし、体も健康になっていく。

アメリカのジャーナリスト、ノーマン・カズンズは、膠原病になり医師から不治の病と宣告されたにもかかわらず、笑いの力でそれを克服した。医学的な薬は使わず、サプリメントのビタミンCを服用し続け、そして笑いを追求したのだ。笑うことによって彼の動かなかった関節は動き始め、血液の膠原病データは改善され、歩くことができるようになった。希望をもち続ける、前向きに生きる、その心が体を回復させたのだ。

四二歳でスキルス胃がんとなった女性は、余命三カ月という冷たい告知に負けず、子どもの卒業式まで生きたいと願い続け、七カ月後の卒業式に出席することができた。それだけでもすごい。しかし、不思議な力を見せつけられたのはそのあとで、彼女はさらに一年一カ月、合わせて一年八カ月を生き抜いて、末のお子さんの卒業式にも母親として心を配ってあげることができた。この女性は『あきらめない』で紹介させていただいた方だが、だれかのために生きたいと願うことが、彼女の免疫力を高めた。心が体に影響を与えたのだと思う。

だれでも健康で幸せに長生きできる

明るく希望をもってニコニコ暮らしていれば、家族も幸せだし友達もできる。これがまた健康にとってだいじなことだ。人と人とのつながりが健康をつくってくれる。

第四章で紹介した、茅野市穴山地区の「穴山さわやか教室OB会」のケースも素晴らしい。健康教室「さわやかにやせよう会」への参加が発端となってできたグループで、歩け歩け運動、栄養改善運動、健康勉強会開催などのさまざまな活動を続けてきた。

スタート時には三〇~五〇代の子育てまっ最中だったお母さんたちが、今、人生の実りの時期を悠々と迎えている。まだまだ現役の人、家はもう若い人たちに任せて好きな畑仕事をする人などいろいろだが、みんな生き生きと前向きに明るく過ごしているのだ。

先日、久々に「さわやか会」のみんなと会った。穴山公民館の広間でお茶を飲みながらニコニコと近況を語り合う様子は、皆、健康そのもの。

ぼくが座ると、重箱やお弁当箱にそれぞれ詰めてきた手作りのお茶請けがどんどん回ってくる。草もち、きのこの煮物、野菜の和え物、きゅうりの酢の物、山菜の和え物、寒天サラダなどなど。「先生、これも食べて。あれもおいしいよ」と皿に山盛りだ。ぼくはお母さんたちのアイドルなのだ。

「これ、体にいい物ばかり」。ぼくはうれしかった。三二年前と食や健康への意識がまるで変わっている。人間は変わることができる。やればできる。やればただの長生きでなく、健康で長生きという夢を実現できるのだ。数年前医学会で最も権威のあるという日本医学会総会のシンポジウムに、ぼくとこのお母さんたちは呼ばれ、健康づくりについて発表した。田舎の母ちゃんたちはすごいのだ。学会からも認められた。うれしかった。

素朴でおいしい郷土の味ばかり。ついつい箸が進んだ。

みんなが口々に言うのは、歩くことがいかにいいか。「歩いていると楽しいし、かえって疲れがとれる」と言う。

「歩け歩け」の運動はメンバーの健康維持にとても役立っている。でもそれだけでなく、こうしていい仲間がいて、語り合い、楽しいひと時を過ごすことが心の健康にとっても役立っているんだ、とお母さんたちの表情を見ていて思う。つらいときも助け合い分かち合う仲間がいて、肩の荷や心の重荷は半減した。運動をしたり一緒に食事をしたり、たまには旅にも行った。楽しいことが二倍三倍と膨らんだ。

この人たちは健康で長生きができているだけでなく、幸せに健康で長生きできていることがすごい。**健康が目的ではないんだ。健康なら死んでもいいなんていう健康オタクがいるけれど、そんなのニセモノ。健康は目的ではなく、幸せに生きるための道具なのだ。**この本は幸せに生きるための道具の作りかたを書いてきた。

人と人との関係が健康に影響するということは、今、科学的にも証明されつつある。研究で明らかになってきている。近藤克則先生の調査によると、「人間関係が死亡率や身体的健康に影響を与えている」という論文は一九八〇年には三本だったが、二〇年後の二〇〇〇年には一四二一本にもなっているという。

結婚していてパートナーがいるとか、いい友人関係をもっているほうが健康であるという。情緒的な心のサポートがされ、うつや病気・死に対する不安も軽減してくれる。

やっぱり人と人との関係がだいじなのだ。人との関係は面倒だと、閉じこもる人がいる。そうなってほしくない。

ドアを開けよう。外へ出よう。どこへでもいいから歩いてみよう。

心の扉を開けよう。話してみよう。何でもいいから笑顔で言葉を交わしてみよう。

健康寿命がそれだけできっと少しずつ延びていく。

穴山地区の歩け歩け運動の実践者を、ぼくはお母さんたちと表現した。九〇歳を超す人もいておばあさんと表現しようか迷ったのだが、若々しくておばあさんって言えなかった。お母さんたちは日野原先生のような優れた能力をもった怪物ではなく、普通のおばさんたちだった。普通のおばさんが、この本に書いたような三二年間の実践から、幸せな健康長寿を手に入れたのだ。だれでも幸せな健康長寿を手に入れることができると信じている。この本にはその秘密が書かれている。

メタボリック症候群とその予備軍が二七〇〇万人いるという。内臓脂肪もメタボリック症候群も怖くない。**おお太はいけないけれど、ちょい太なら だいじょうぶ。絶対リバウンドさせないメソッドです。**

ここまで読んでくださった方、あなたならきっとできる。できそうなところから始めればいいのです。時々、太字の部分だけ読み直してください。一五分ぐらいあれば、パラパラと読めます。がんばりすぎず、あきらめず、時々崩れてもまたちょっと続けてみる。それでいいのです。

知らない間に健康になっているあなた自身に気がつくでしょう。

健康で、幸せに長生きできるよう祈っています。

最終メッセージ
健康で長生きするための五つの「力」

与えられた寿命が五〇年の人がいたら、脳卒中や心筋梗塞にかからず、元気に七〇年生きられるように。寿命六〇年の人を八〇年、いきいきと生きられるように。寿命八〇年の人は一〇〇年生きて、ぴんぴんころりと逝けたらいいなあと考え、健康寿命を延ばす具体的工夫をしてきた。それぞれの人が寿命より、二、三〇年健康で長生きをして、人生を楽しみ、感謝しながら人生の幕を下ろす。それを可能にするための最終メッセージ。

㈠　若々しい**体力**を維持すること

散歩を中心にした有酸素運動がだいじ。できるだけインターバル速歩を加えること。関節に負担をかけないで、ゆっくりした筋肉トレーニング、スロトレのすすめ。「お太」はいけない。でも無理してやせなくて大丈夫。筋肉のある「ちょい太」「ちょいコレ」でいい。

(二) 免疫力を上げる

老化とともに、T細胞機能は低下して免疫力が落ちやすい。「ちょい太」のほうが免疫力が高く感染症やがんになりにくい。

いつも笑い、どんなときでも希望をもっていること。副交感神経を刺激する、ホッとするおだやかないい時間をつくろう。

(三) 気力をアップする

生命活動の根源的エネルギーである「気」を時々、意識してみる。自然のなかに、少しでも多くの時間、自分の体を置くよう心がける。できるだけ自然な食べ物を、あまり複雑な料理をせずに、シンプルに食べる。自然が自分の体のなかに入っていくイメージをもち、人と自然のつながりのなかで生きている自分を確認すること。心と体はつながっているのだから、心に刺激を与えれば体の病気は起きにくくなると信じてみよう。

自立していながら孤立しない、人と人のつながりを上手につくること。

(四) 抗酸化力を高める生活習慣を身につける

若々しい血管を守るのは簡単。血管をダメにする七悪と、血管を若返らせる三善をしっかり身につければいい。

フリーラジカルをあばれさせないために、抗酸化作用のある、色のついた野菜と魚を食べれば、老化を防ぐことができる。いい水と食物繊維をたっぷりとろう。

㈤　自分のなかにある**復活力**を信じること

人間は失敗したり、病気をしたりする動物である。一つや二つ病気をしても、へこたれないことが大事。閉じこもらない、低栄養にならない、口をきれいにして、歯を大切にし、咀嚼《そしやく》力《りよく》を保つ。カルシウムをとって骨を強くして、転ばない。脳に常に刺激を与えて、認知力を低下させない。

ダイエットに失敗しても投げ出さない。再チャレンジすること。健康という目標はあるが、ゴールなんかないのだ。健康に生きようと思うプロセスのなかに、健康は隠れている。

この本をここまで読みながら、少しずつ実践を始めてくださったあなたのなかには、体力、免疫力、気力、抗酸化力、復活力が芽生え始めているはず。信じていい。だいじょうぶ。

『臨床栄養』（同前）Vol.108 No.6「メタボリックシンドロームのバイオマーカーとしての尿酸値の意味」中島弘

な
『寝たきりにならない、させないための高齢者口腔ケア』大竹邦明　風人社　2000年
『のばそう健康寿命』辻一郎　岩波アクティブ新書　2004年

は
『病気になる前に治す本―メタボリックシンドロームは未病で治す』福生吉裕　法研　2005年
『不老革命！―老化の元凶「フリーラジカル」と戦う法』吉川敏一　朝日新聞社　2005年
『ヘルシー！美味しい！簡単！トマト寒天ダイエット』トマト寒天普及の会編著　近代映画社　2002年
『ボケない脳をつくる―今の脳力を80代までキープする生活の知恵』篠原菊紀　集英社　2005年
『骨の健康学』林泰史　岩波新書　1999年

ま
『マクロビオティックをやさしくはじめる』久司道夫　成甲書房　2004年

や
『やさしいメタボリックシンドロームの自己管理』松澤佑次監修　船橋徹編　中村正編　医薬ジャーナル社　2006年

ら
『臨床栄養』（メタボリックシンドローム―疾患概念から食事療法まで）Vol.108 No.6「メタボリックシンドロームの新診断基準」宮崎滋　医歯薬出版　2006年
『臨床栄養』（同前）Vol.108 No.6「メタボリックシンドロームと喫煙」石坂裕子　石坂信和　山門実
『臨床栄養』（同前）Vol.108 No.6「メタボリックシンドロームの食事療法」近藤和雄　柳沢千恵

年
『健康百科―読む人間ドック』（3糖尿病）池田義雄監修　集英社　2004年
『高血圧を知る―よく生きるための知恵と選択』道場信孝　日本放送出版協会　2002年
『厚生労働白書〈平成16年版〉』（現代生活を取り巻く健康リスク―情報と協働でつくる安全と安心）厚生労働省監修　ぎょうせい　2004年
『コエンザイムQ10の魅力―神様の贈り物』改訂版　永田勝太郎　佐久書房　2005年
『50歳からの健康エクササイズ』米国国立保健研究所・老化医学研究所　高野利也訳　岩波書店　2001年
『「コレステロール常識」ウソ・ホント』田中秀一　講談社　2005年
『コレステロールは高いほうが病気にならない』浜崎智仁　ベスト新書　KKベストセラーズ　2005年

さ
『五訂増補食品成分表2006』香川芳子監修　女子栄養大学出版部　2005年
『女性の自力整体―自分のからだは自分で守る』矢上裕　永岡書店　2005年
『スロトレ』石井直方　谷本道哉　高橋書店　2004年

た
『体脂肪燃焼ダイエット―もう二度と太らない体になる!!』高木サユリ監修　成美堂出版　2003年
『体脂肪を減らす100のコツ』主婦の友社編　主婦の友社　2002年
『食べて治す・防ぐ医学事典―おいしく・健康・大安心』日野原重明総監修　中村丁次監修　講談社　2002年
『長寿世界一は沖縄　その秘密は豚肉食だった』松崎俊久　祥伝社　1992年

〈参考文献〉

あ

『週刊医学のあゆみ』（メタボリックシンドローム）vol.217 No.1「診断基準をめぐる問題点」原一雄　医歯薬出版　2006年

『週刊医学のあゆみ』（肥満症・メタボリックシンドローム―最新診療コンセンサス）vol.213 No.6「肥満症診断基準とメタボリックシンドローム診断基準のポイント」高橋和男　齋藤康　医歯薬出版　2005年

『週刊医学のあゆみ』（同前）vol.213 No.6「運動療法の原則―理論的背景と指導方法」佐藤祐造

『1日15分カラダ引き締めスロートレーニング』中村勝美　篠原菊紀　永岡書店　2005年

『馬を食う』植竹伸太郎　銀河書房　1984年

『女はなぜ男より長生きなのか』中村丁次　はまの出版　1998年

か

『ＮＨＫ人間講座　患者が主役―命によりそう医療』鎌田實　日本放送出版協会　2004年

『寒天健康レシピ』鎌田實　浜内千波　主婦の友社　2005年

『「寒天」パワーを使いきる！　健康便利帳』鎌田實監修　青春出版社　2005年

『薬なし　食事と運動で糖尿病を治す』渡邊晶　講談社　2005年

『決定版！　抗がんサプリメントの正しい選び方、使い方』福田一典　南々社　2005年

『血糖値がみるみる下がる100のコツ』主婦の友社編　主婦の友社　2004年

『健康格差社会―何が心と健康を蝕むのか』近藤克則　医学書院　2005年

『健康寿命』辻一郎　麦秋社　1998年

『健康百科―読む人間ドック』（9高血圧）藤田敏郎監修　集英社　2005年

『健康百科―読む人間ドック』（13高脂血症）寺本民生監修　集英社　2005年

『健康百科―読む人間ドック』（22骨粗鬆症）林泰史監修　集英社　2005

解説

吉川敏一

著者の鎌田實先生とは、複数の知人を通じて知り合い、先生の人柄にほれてしまった。いわゆる男が男にほれたというわけです。その鎌田先生は、『がんばらない』『あきらめない』などのベストセラーの著書でもわかるように、一貫して持続可能な、かつエビデンスに基づいた治療法を探し求め、それを広く世間に広めることに力を注いでこられた実践の人といえます。

先生は、『ちょい太で だいじょうぶ』というタイトルの一見、世の中の流れに少し逆らったような本を出版されました。この本には、鎌田先生の考え方の真髄、すなわち実現可能な、かつ永続性のある病気の予防法が集約されています。この書物には、客観的な事実のみが記されており、読者は、何が正しく、何が理論上のみの予防法なのかを知ることができます。言葉を変えれば、ここに書かれている事を実践すれば、間違いのない健康長寿への道が開けるのです。そこで、ここに書かれている内容について、私の考えをまじえて解説することにいたします。

平均寿命は世界一を誇る日本であるが、好むと好まざるとにかかわらず、死ぬまでの間に七年半程度は「寝たきり」か、それに近い状態で、過ごさなければなりません。少しでもこのような期間を短かくしたい、「ぴんぴんころり」になりたいと願う人が多く、自分の身の回りのことを自分自身でできる「健康寿命」をできるだけ延ばすことが必要です。この実現のためには、高血圧、糖尿病や動脈硬化などをはじめとする、いわゆる生活習慣病にならないことが重要です。鎌田先生は御自身の希望でもある「ぴんぴんころり」を実践するには、まず血管に注目しようと述べておられます。

人間ドックで精密検査を受け、その軽い異常値に注目して生活習慣を変えることが先ず必要です。「人は血管とともに老いる」といわれているように、動脈硬化などによる血管の老化は、心筋梗塞や脳梗塞へとつながり、重篤な病気に進展します。逆に、血管を若々しく保つことが、健康長寿のためには最も重要だともいえます。最近、日本人の糖尿病患者の数は、増加の一途をたどっています。さらに高血圧、脂質代謝異常の人も増加し、血管の病気が増え続け、心疾患や脳卒中で、毎年二〇万人以上が亡くなっているのです。

近年「メタボリックシンドローム」という概念が提唱されています。これは肥満に加えて、糖尿病や脂質代謝異常症、高血圧症などを合併していると動脈硬化が進んで、死に至る病になる危険性が高まるために、これらの合併する状態を「メタボリックシンドローム」と呼び、病状が出たり重篤な病になる前に予防しようとしているのです。

この元凶となるのが「内臓脂肪」です。皮下脂肪より内臓に貯まる脂肪が悪影響を与えているのです。内臓脂肪の蓄積が体に悪い原因となっているのは、脂肪細胞から分泌されるアディポサイトカインという悪玉物質です。これが、インスリンの感受性を低下させ、糖尿病になりやすくしています。鎌田先生は、このメタボリックシンドロームや、それに伴う悪玉のアディポサイトカインの増加を無理なく予防する方法が必要だと述べ、いかに実践するかについて、カマタ流メタボ対策を考え、提案しておられます。

肥満が高度になると、「睡眠時無呼吸症候群」が起こりやすくなるなど、色々な病気が合併してきます。

健康寿命を延ばし、健康寿命の実現のためには、まず、肥満にならないようにすることが必要です。鎌田先生のダイエットが紹介されています。ダイエットするまでの先生の生活は、おいしいものを食べることでストレスを解消し、友人たちとの会食の機会を作り、共に楽しむことで、「デブは一日にしてならず」と、徐々に体重が増加していったそうです。

そこで、鎌田先生は、「食べることが好き」というかけがえのない楽しみを失わずに、かつ、リバウンドのないダイエット法はないかと考えられたのです。ストレスを感じるほど我慢しない、いわゆる「がんばらない肥満解消法」を考案されたのです。

食物繊維は低カロリーであり、「腹もち」することから体に良いダイエット食品因子です。野菜や果物にも多く含まれていますが、鎌田先生の住んでおられる「茅野市」の産物の「寒天」は食物繊維の塊のような食品です。彼はこの「寒天」が肥満解消にはもってこいの食品で、同じ長野県の特産物の一つでもあるトマトと組み合わせれば健康にも良い、一石二鳥のダイエット食品が作れると考え、ここにトマト寒天ダイエットを始められました。

カマタ流トマト寒天の作り方を紹介してありますが、その作り方は、ごく簡単なもので、寒天を煮溶かし、トマトを加え、冷蔵庫で冷やし固めて出来上がりです。

「がんばらなくてもいい」ので、鎌田先生のかんばらない生き方にかなう無理のないダイエットです。先生の体重は、三ヶ月の実践で八〇kgから七二kgまで落ちたそうです。私もそろそろ鎌田先生のトマト寒天ダイエットをやり始めることにします。

さらにすごいのは、鎌田先生のさらなる工夫によるオリジナルダイエットが紹介されていることです。朝はヨーグルト、皮付きリンゴ、野菜ジュース、少量の寒天。お昼も少量の寒天とヨーグルト、クエン酸入りの牛乳、おやつにも寒天とジュースを混ぜたものなどを摂ると、夕方まで、腹もちがよくなるそうです。ほとんど寒天を中心とした低カロリーの食品で、かつ腸内環境を整える乳酸菌をヨーグルトなどから、抗酸化作用の強いポリフェノールをジュースなどから摂取できています。

夕食も寒天を取り入れた料理メニューで、味噌汁の中にも、またご飯を炊くときにも寒天を入れ、メインは魚料理を中心にした食事です。

おそらく先生御自身の経験からでしょうが、一日のカロリーがオーバーしてしまっても、投げ出さないで、また次の日から続けるといった、おおらかなストレスのないダイエットを勧めておられます。

鎌田先生は、このダイエットで八kgの減量に成功しておられますが、それでも体重は七二kg、BMI二四・九とまだ肥満気味です。理想のBMI二二（一般的には、BMIが二二でいることが最も動脈を老化させないといわれている）にするには、六三kgまで減量しないといけない。しかし、これを目標にしてもやれるわけがないと考えられたのです。

そこで、はたしてこの目標値が正しいのかどうか、検証してみようと考えられました。自分でもできる程度のダイエットでも良いのではないかと、自分中心の理論に、そして、誰でもできる範囲に持っていこうと考えつかれたものと思います。

そこでわかったことは、アメリカの大規模な調査では、ＢＭＩが二五から二九・九の過体重の人の寿命が最も長く、ＢＭＩ三〇より上の軽度肥満やそれ以上の超肥満の人たちの死亡率は、やせの人の死亡率と同じだとわかりました。日本人でも男性の場合は、ＢＭＩが二三・〇から二六・九で死亡率が低く、最も長生きできるのは、ＢＭＩが二三・〇から二四・九であることが、報告されています。鎌田先生のＢＭＩが二四・九ですので、このレポートからだと、鎌田先生は、これぐらいの体重「ちょい太」で、良いことになるのです。別の報告でも、少々肥満の範囲に入るくらいの人のほうが、病気にもなりにくく、長生きするらしい。逆に「やせ」だと死亡率が高くなり、病気にかかりやすくなるなどと報告されています。すなわち「ちょい太」がちょうど良いのです。これらの多くの調査を考え合わせ、鎌田先生は、男女ともＢＭＩが二四〜二六くらいが病気にならない健康な「ちょい太」といえるのではないかと述べておられます。

現在、メタボリックシンドロームの診断基準が正しいかどうかが議論されています。近いうちに、現在の診断基準は変わるかもしれません。あまり無理な、ストレスのかかる、持続しないダイエットはせず、自然体で少し努力して、カマタ流の楽なダイエットを心掛けるのが良いでしょう。

第三章でもがんばらない運動、すなわち、「がんばらない筋トレ」をくわしく指導しておられます。宝塚歌劇団で花組トップスターとして活躍された有名な安奈淳さんとの対談から、彼女のスマートな理由を訊ね、それが「毎日一時間のウォーキング、腹筋一〇〇回」、さらには「体重を毎日測る」ことであり、少しだけのがんばりで可能だとわかりました。

内臓脂肪を減らすのに、もっとも効果的な運動は、有酸素運動であり、さらに基礎代謝の低下を防ぐために筋トレによる筋肉の維持が大切です。このため、「がんばらない筋トレ」のプログラムを作り、この実践によって内臓脂肪を運動することで減少させようと立案、紹介されています。

「スクワット」「腕立て伏せ」「背筋トレーニング」「ストレッチ」「一〇分程度の早足歩行」「インターバル速歩」などです。簡単に実践できる運動メニューと言えるでしよう。

昔の沖縄の人は長寿であり、彼らは「緑黄色野菜」「魚介類や海藻」「豚肉」「豆類」「豆腐」などを薄味でバランスよく食べ、いくつになっても働いていました。このように、食事と運動が健康長寿のコツと思われます。沖縄の人の良い習慣と、長寿国から脱落した理由などから、健康長寿のコツを鎌田先生は説いておられます。

長野県も長寿で有名であり、ここでは、「健康づくり運動」に取り組んでいて、生活習慣の改善を講演などで学び、実践したことによって長寿が実現したものと考えられています。鎌田先生が取り組まれた在宅医療や時間看護、老人デイケア教育なども、長野県の健康長寿実現に役立っています。これらの方法は、健康長寿のコツを長く実践するのに、必要であると思われます。

「コレステロールは低いほうがいい」という意見は、もはや神話に近く、逆に低すぎると色々な病気の原因になっています。コレステロール値が二四〇〜二六〇mg／dlあたりの少し高めの値では、がんの発症率も低く、脳梗塞や心筋梗塞のリスクも低い。肺炎やその他の色々な病気も起こしにくいと報告されています。ただし、三〇〇〜四〇〇mg／dlとなると明らかに脳梗塞や心筋梗塞が多くなり、逆に二〇〇mg／dl以下になるとがんになりやすいというデータが出ています。

すなわちコレステロール値二二〇〜二六〇mg／dlあたりが最も好ましいことになります。この程度のコレステロール値なら、無理に薬で下げなくとも良いことになります。

コレステロールを全身に運ぶLDLは悪玉コレステロールと呼ばれているが、LDLそのものが動脈硬化を引き起こすわけではなく、LDLが酸化されて酸化変性LDLに変化すると、これが血管の内膜に侵入し、動脈硬化を引き起こします。すなわち、酸化されなければ良いのです。このことから、鎌田先生はコレステロール値二六〇mg／dlまでは、生活指導のみで良く、薬はいらないのではと提唱されています。「ちょいコレ」でいいのです。まさに私も同意見です。

また、食物中のコレステロールと血中コレステロール濃度は、さほど関係はなく、コレステロールを約二五〇mg含む卵を一個食べても、血中コレステロール濃度は二〜三mg／dl上がるだけであり、神経質に食物中のコレステロール値を気にする必要はありません。おそらく鎌田先生は、コレステロールを気にせずに好きなものを食べておられるのでしょう。

アンチエイジングを実現するためには、老化の原因となる主要因子「フリーラジカル」を消去することが必要です。それには抗酸化力を強化することが重要で、緑黄色野菜、ビタミンC、ビタミンE、カロテノイド、フラボノイド、などを積極的に摂取することが必要です。

赤ワイン、ニンジン、トマト、サケ、イクラなど、色のついたものに抗酸化力が強く、これらを積極的に摂取することが重要だと述べ、その具体的内容について詳しく説明がなされています。

このように、本書には鎌田先生の提唱される「カマタ流健康長寿のすすめ」が満載されており、これを実践することによって「ぴんぴんころり」が実現できそうです。また、鎌田先生の持論でもある「がんばらない」方法であるので、実践しやすく、継続性もあります。

「がんばりすぎないこと」が大切であり、何事も中庸、やり過ぎても、やらな過ぎてもダメなのです。ダイエットもそうであり、何が健康長寿の実現に必要なのかを『ちょい太で　だいじょうぶ』をよく読んで理解していただきたい。ちょい太で健康で長生きしていただきたいと思います。本書は、そのためにかかせない書物といえるのではないかと思います。

撮影／百瀬恒彦
図版制作／湯浅貴子

集英社文庫

ちょい太《ふと》でだいじょうぶ

2009年 8 月25日　第 1 刷　　定価はカバーに表示してあります。

著　者　鎌田《かまた》　實《みのる》
発行者　加藤　潤
発行所　株式会社　集英社
東京都千代田区一ツ橋2-5-10　〒101-8050
電話　03-3230-6095（編集）
03-3230-6393（販売）
03-3230-6080（読者係）
印　刷　図書印刷株式会社
製　本　図書印刷株式会社

フォーマットデザイン　アリヤマデザインストア　　マークデザイン　居山浩二

ISBN978-4-08-746464-1 C0195